Prof. Dayakar M M
Dr. Pooja Hemanth

Conceitos actuais na Regeneração Periodontal

Prof. Dayakar M M
Dr. Pooja Hemanth

Conceitos actuais na Regeneração Periodontal

ScienciaScripts

Imprint

Any brand names and product names mentioned in this book are subject to trademark, brand or patent protection and are trademarks or registered trademarks of their respective holders. The use of brand names, product names, common names, trade names, product descriptions etc. even without a particular marking in this work is in no way to be construed to mean that such names may be regarded as unrestricted in respect of trademark and brand protection legislation and could thus be used by anyone.

Cover image: www.ingimage.com

This book is a translation from the original published under ISBN 978-620-7-84316-9.

Publisher:
Sciencia Scripts
is a trademark of
Dodo Books Indian Ocean Ltd. and OmniScriptum S.R.L publishing group

120 High Road, East Finchley, London, N2 9ED, United Kingdom
Str. Armeneasca 28/1, office 1, Chisinau MD-2012, Republic of Moldova, Europe
Printed at: see last page
ISBN: 978-620-8-02845-9

ÍNDICE DE CONTEÚDOS

<u>**Introdução**</u>

A regeneração é definida como a formação de novo osso alveolar, novo cemento e novo ligamento periodontal funcionalmente orientado.

A regeneração periodontal é uma área da medicina dentária centrada na restauração e regeneração dos tecidos que suportam os dentes, incluindo as gengivas, o ligamento periodontal e o osso alveolar. Os recentes avanços na regeneração periodontal têm como objetivo melhorar os resultados do tratamento, melhorar a cicatrização dos tecidos e fornecer resultados mais eficazes e previsíveis aos pacientes com doenças periodontais.

A restauração de tecidos de suporte dentário em falta, como o ligamento periodontal, o osso alveolar e o cemento, tem sido o foco de numerosas terapias periodontais regenerativas ao longo dos últimos 20 anos, incluindo a regeneração tecidular guiada (RTG), o derivado da matriz de esmalte, enxertos ósseos, fornecimento de factores de crescimento e a combinação de células e factores de crescimento com suportes baseados em matrizes[1].

O tecido periodontal é destruído pela periodontite crónica, o que pode levar à perda de dentes Vários biomateriais têm sido utilizados para ajudar a tratar dentes com doenças gengivais. Começou como uma membrana inibidora de contacto na regeneração tecidular guiada (RTG), que é agora o padrão de ouro nas clínicas dentárias. Os objectivos da terapia periodontal incluem não só parar a propagação da doença periodontal, mas também, quando necessário, regenerar as perdas da estrutura doente. As técnicas cirúrgicas tradicionais, incluindo o desbridamento com retalho, continuam a ser formas comprovadas de alcançar as superfícies radiculares, minimizar as bolsas periodontais e obter uma melhor forma/arquitetura periodontal. Estes métodos, no entanto, têm pouco potencial para substituir os tecidos que foram perdidos mais cedo no decurso da doença. Embora as causas ou elementos agravantes dos vários tipos de doenças periodontais variem, todos eles resultam em perda de inserção clínica. A perda de estruturas periodontais continua presente depois de terminada a fase inicial da terapia periodontal, mesmo quando os factores etiológicos e contributivos foram controlados e a inflamação periodontal diminuiu. Se a placa bacteriana e o cálculo forem removidos, uma bolsa periodontal pode cicatrizar com a formação de um epitélio juncional longo. O profissional é agora confrontado com a difícil escolha de tratar ou não as deformidades provocadas pela progressão da doença a longo prazo. Defeitos ósseos horizontais, defeitos intra-ósseos periodontais, defeitos de furca e/ou recessão gengival são alguns exemplos de anomalias[2].

Atualmente, estão disponíveis inúmeros materiais de enxerto ósseo para o clínico e têm sido utilizados para obter a regeneração periodontal ou reconstruções do rebordo alveolar. Osso autógeno, substitutos ósseos alogénicos, incluindo aloenxerto ósseo liofilizado (FDBA) e aloenxerto ósseo liofilizado desmineralizado (DFDBA), xenogénicos e aloplásticos são os quatro tipos de materiais de substituição de tecidos duros para a regeneração periodontal.

Para proporcionar um microambiente que imite a matriz extracelular, foram desenvolvidos nos últimos anos suportes biomiméticos nanofibrosos e multicamadas para a regeneração dos tecidos periodontais. Alguns estudos tentaram regenerar os tecidos periodontais com as estruturas adequadas, como as fibras PDL orientadas, mas obtiveram um sucesso limitado. A migração apical do epitélio gengival entre o tecido conjuntivo gengival e a superfície da raiz. Este processo de cicatrização não restaura totalmente a forma ou a função das estruturas perdidas e, por conseguinte, não constitui uma regeneração. As técnicas regenerativas actuais destinam-se ao tratamento de defeitos intra-ósseos e de furca.

Antecedentes da terapia de regeneração periodontal :

A periodontite é causada por uma infeção bacteriana e inclui uma maior infiltração de neutrófilos e macrófagos, a ativação de osteoclastos através da sinalização RANKL e, consequentemente, a reabsorção óssea. Ao criar um espaço no periodonto, a placa dentária e o cálculo aumentam frequentemente a suscetibilidade à infeção bacteriana e à periodontite. As técnicas terapêuticas actuais incluem uma abordagem conservadora e não cirúrgica para tratar as causas da periodontite, como a placa dentária e o cálculo, bem como a cirurgia ressectiva para diminuir a bolsa periodontal. Mas estes métodos resultam normalmente na fixação de um epitélio juncional longo às superfícies radiculares como uma espécie de reparação. Os hemidesmossomas, que unem o epitélio juncional longo às superfícies radiculares, têm uma menor capacidade de preservar o periodonto do que as fibras de tecido conjuntivo incorporadas no CM[3].

Por conseguinte, se os doentes ignorarem o controlo da placa bacteriana ou se a resposta imunitária do hospedeiro estiver comprometida, é provável que a periodontite regresse. Atualmente, é necessária uma terapia periodontal regenerativa para resolver este problema. As técnicas de enxerto ósseo eram frequentemente utilizadas como terapia regenerativa, no entanto, por si só, não impedem o crescimento do epitélio juncional longo. Por conseguinte, nos últimos 30 anos, foi desenvolvida e utilizada a GTR. Utilizou o conceito de inibição de contacto para regenerar o tecido periodontal.

Karring e Nyman desenvolveram o conceito de GTR na década de 1980, enquanto procuravam potenciais componentes regenerativos no periodonto. Na sua experiência com cães, Karring et al. descobriram que os osteoblastos podem causar reabsorção radicular e anquilose quando as raízes afectadas por periodontite são implantadas no osso alveolar. No mesmo ano, Nyman et al. relataram que, na sua experiência com cães e macacos, ocorreu reabsorção radicular quando uma raiz afetada por periodontite foi colocada no tecido conjuntivo gengival. Numa experiência com macacos, Nyman et al. propuseram em 1982 que as células PDL têm o potencial de se regenerar. Além disso, foi revelado que, em estudos clínicos, a GTR utilizando filtros Millipore para tratar um dente danificado por periodontite resultou numa nova fixação pelo ligamento periodontal sem o desenvolvimento de um epitélio juncional longo ou de anquilose.

Há relatos esporádicos de que a reabsorção radicular e a anquilose ainda podem ocorrer apesar de uma operação de ROG bem-sucedida. Além disso, quando a capacidade de regeneração do PDL e do Cementum é significativamente reduzida devido à persistência da periodontite crónica durante um longo período de tempo, é muitas vezes difícil orquestrar a regeneração harmoniosa de vários tipos de tecidos periodontais. Além disso, a periodontite persistente pode reduzir significativamente a regeneração do PDL e do Cementum e, assim, a regeneração dos múltiplos tecidos periodontais pode ser incerta. Como uma nova solução para ultrapassar estes obstáculos, a engenharia de tecidos tem sido objeto de investigação recente. Juntamente com o GTR, podem ser utilizados vários andaimes de biomateriais que são fornecidos com células e/ou materiais bioactivos. Foram criados sistemas de andaimes mais recentes para dirigir a regeneração integrada do periodonto. Estes andaimes são feitos para dar

sinais bioactivos para a regeneração do periodonto e para se degradarem
de modo a que novos tecidos possam tomar o seu lugar[4].

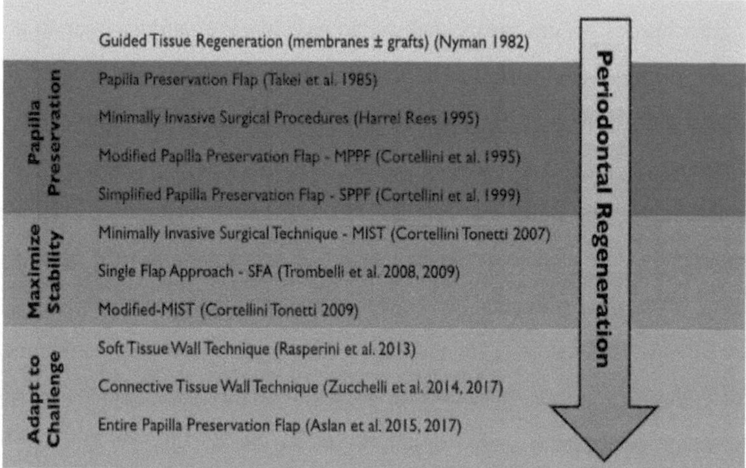

Figure 1. Evolution of flap designs for periodontal regeneration in relation to biological and clinical concepts.

As Propriedades Regenerativas Dos Enxertos Ósseos: Uma comparação entre autoenxertos, aloenxertos, xenoenxertos e aloplastos

GRAVAÇÃO DE OSSOS :

Um enxerto ósseo é definido como um tecido vivo capaz de promover a cicatrização óssea, transplantado para um defeito ósseo, isoladamente ou em combinação com outros materiais,

Um substituto ósseo é uma substância natural ou artificial que pode ter a mesma função, mas normalmente contém apenas uma matriz óssea mineralizada e nenhuma célula viva. Desde o primeiro relato de utilização de enxertos ósseos em 1682, quando uma lesão craniana foi reparada com sucesso com um transplante de osso craniano de um cão morto, os enxertos e substitutos ósseos têm sido utilizados na área da medicina. Os enxertos ósseos são classificados pela US Food and Drug Administration como dispositivos de Classe II (preenchendo vazios e defeitos ósseos) e dispositivos de Classe III (contendo enxertos ósseos).

Devido às melhorias na implantologia dentária e à crescente procura de correção de anomalias ósseas cranianas, a utilização de enxertos e substitutos ósseos em medicina dentária tem-se expandido significativamente nos últimos anos. O trauma, a doença periodontal, a excisão cirúrgica, a cranioplastia, a infeção, as deformidades congénitas e o cancro oral são algumas das condições que podem causar estas anomalias ósseas ou esqueléticas. Após a perda dentária, onde ocorre uma rápida reabsorção do osso alveolar devido à falta de estimulação intra-óssea que normalmente ocorreria através das fibras do ligamento periodontal, o osso inadequado é mais frequentemente observado em medicina dentária.

Comparação de aloenxertos, xenoenxertos e autoenxertos

O enxerto é um tratamento utilizado em medicina para substituir um tecido danificado. Dependendo da sua origem, existem três tipos diferentes de enxertos: aloenxertos, autoenxertos e xenoenxertos. A definição de xenoenxerto é o transplante de tecido de um único dador para uma espécie completamente diferente (de um animal para um humano). O pericárdio, a pele fetal, o intestino delgado de suínos, a derme de bovinos e a derme de cavalos são as fontes de colheita mais frequentemente utilizadas para os xenoenxertos. No entanto, os xenoenxertos provenientes de países com um historial de encefalopatia espongiforme são proibidos nos Estados Unidos. São diferentes dos aloenxertos, quando o dador e o recetor são ambos humanos (de humano para humano). Quando um tecido é transferido de uma parte para outra através de um auto-enxerto, o recetor é considerado como a fonte.

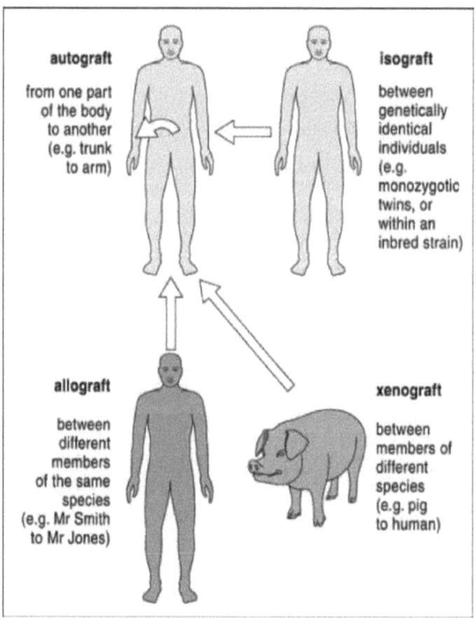

Utilizações comuns do enxerto ósseo :

1. Preservação das tomadas

O enxerto preenche o buraco deixado por um dente extraído ou em falta. Evita que os dentes de ambos os lados do alvéolo se desloquem para dentro dele e que o osso maxilar recue.

2. Criação de uma base saudável

É utilizado em aumentos do rebordo para aumentar a largura do maxilar. Um maxilar mais largo ajuda a fornecer uma base sólida para os implantes.

3. Elevação do seio maxilar

Por vezes, os seios nasais deslocam-se para baixo e ocupam o espaço deixado por um dente superior posterior em falta. O enxerto ósseo pode elevar os seios nasais de volta ao seu lugar correto. Para além disso, um enxerto ósseo dentário impedirá que os seios nasais voltem a descer[5].

4. Apoiar os dentes soltos

As doenças das gengivas causam infecções que corroem o maxilar e soltam os dentes. O dentista efectua enxertos ósseos para reduzir o movimento dos dentes e fornecer apoio.

5. Remoção do nervo

Por vezes, os dentistas têm de remover nervos para criar espaço para um implante dentário. Depois de removerem o nervo, preenchem o espaço com um enxerto ósseo.

Qualidades do material de enxerto ósseo perfeito:

Para substituir o osso em falta, os enxertos ósseos têm como função principal oferecer um suporte mecânico e promover a osteo-regeneração. O desempenho eficaz desta função depende em grande medida das quatro caraterísticas biológicas da osteointegração: osteogénese, osteocondução e osteoindução. A osteointegração é a capacidade de um material de enxerto se ligar quimicamente à superfície do osso sem a presença de uma camada de tecido fibroso no meio[6].

A osteoindução consiste no recrutamento de células estaminais do hospedeiro para o local do enxerto, onde estas estimulam o desenvolvimento de células estaminais em osteoblastos através da ação de proteínas regionais e outros factores. Os factores de crescimento derivados das plaquetas (PDGFs), os factores de crescimento dos fibroblastos (FGFs) e os factores de crescimento transformadores (TGFs) são alguns dos factores de crescimento que têm impacto neste processo. A ligação óssea direta e a produção de osso fresco são possíveis graças a estas quatro caraterísticas-chave.

BONE GRAFT CLASSIFICATION BY MATERIAL SOURCE			
TYPE	SOURCE	PROS	CONS
AUTOGRAFT	PATIENT	TRUE OSTEOGENIC LIVING CELLS GROWTH FACTORS NO DISEASE TRANSMISSION GOOD WITH CORTICAL BONE	PAIN INFECTION COMPLEX SURGERY LIMITED SUPPLY
ALLOGRAFT	OTHER HUMAN	OSTEOINDUCTIVE OSTEOCONDUCTIVE EFFECTIVE AS "SHELLS"	RISK OF DISEASE TRANSMISSION
XENOGRAFT	OTHER SPECIES (mostly bovine)	HA: SIMILAR TO HUMAN VOLUME STABILITY **COLLAGEN**: ACCELERATES BONE FORMATION	OSTEOCONDUCTIVE ONLY
ALLOPLAST	SYNTHETIC	NO RISK OF DISEASE TRANSMISSION	OSTEOCONDUCTIVE ONLY
	HYDROXYAPATITE	RESORBED SLOWLY →PRESERVES VOLUME GOOD GROWTH FACTOR CARRIER	
	TCP	RESORBED QUICKLY →REPLACED BY NEW BONE	
	BIOGLASS	BIOACTIVE →ACCELERATES BONE FORMATION RESORBED QUICKLY →REPLACED BY NEW BONE	

Classificação dos materiais de enxerto e substituição óssea dentária:

Com base na origem do tecido ou no grupo de materiais, existem duas formas principais de classificar os materiais de substituição e transplante ósseo. Os materiais de substituição e de enxerto ósseo atualmente utilizados na indústria dentária podem ser divididos em cinco grupos. A fim de substituir os vazios ósseos e complementar ou reconstruir as anomalias ósseas periodontais e alveolares, esta secção examina vários materiais de substituição e transplante ósseo dentário.

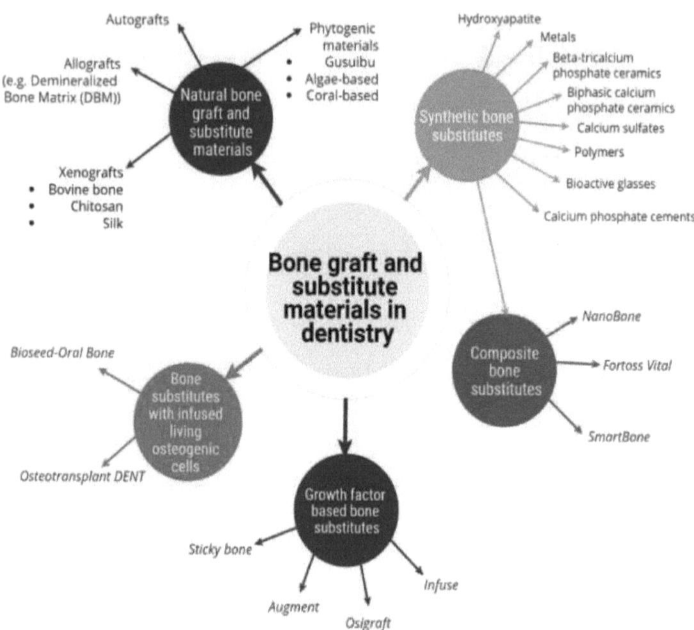

Classificação dos materiais de enxerto e substitutos ósseos utilizados em medicina dentária, classificados em cinco categorias e mostrando as subcategorias associadas.

Comparação clínica :

Como é sabido, a penetração dos fibroblastos, a acelularização e a remodelação permitem a reparação dos tecidos. A fim de aumentar a acelularização, a penetração de fibroblastos no local do enxerto é crucial para a reparação dos tecidos. Em comparação com o xenoenxerto, o autoenxerto e o aloenxerto estimulam uma maior infiltração de fibroblastos. Este facto resulta das extensas ligações cruzadas do andaime. Um grande número de fibroblastos está presente no local dos enxertos em comparação com os bovinos, onde uma quantidade substancial de fibroblastos foi descoberta posteriormente, de acordo com uma experiência realizada com matriz dérmica humana acelularizada e matriz dérmica suína[7]. A imagem abaixo mostra o nível de infiltração de fibroblastos no andaime humano e bovino. Várias investigações indicam que a permeabilidade dos andaimes de xenoenxerto aos fibroblastos é reduzida, o que abranda a cadeia de acontecimentos necessários para uma cicatrização eficaz das feridas. Após a infiltração de fibroblastos e a acelularização, ocorre a remodelação. O enxerto recentemente implantado tentará adaptar-se ao novo ambiente durante esta fase. A não reconstrução adequada pode levar à deterioração e rejeição do tecido.

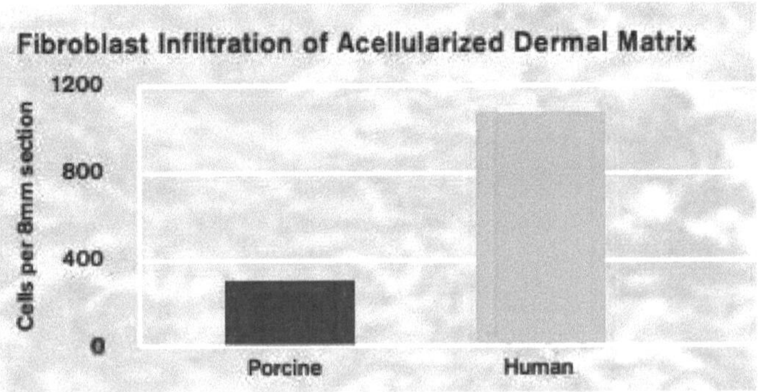

Figure 1. *P < .05. Wilcoxin test. Fibroblast infiltration of porcine and human acellularized dermal matrix at four weeks, determined by automated cell counting.*[8]

Tipo	Fontes disponíveis	Vantagens	Desvantagens
Autogéneo	Locais extra-orais: Crista do osso ilíaco, tíbia, osso	Potencial de osteogénese, osteoindução, osteocondução e	Cirurgia e morbilidade do local doador. Aumento do

Tipo	Fontes disponíveis	Vantagens	Desvantagens
	parietal, costelas, esterno. Locais intra-orais: Sínfise mandibular, ramo, tuberosidade maxilar, contraforte zigomático, alvéolo de extração, processo coronoide, dente autógeno.	osteopromoção. Sem reação alergénica e imunomediada e sem possibilidade de rejeição do enxerto. Baixo custo.	tempo cirúrgico, que pode exigir anestesia geral. Não podem ser colhidas quantidades muito grandes sem um défice significativo da zona dadora.
Alogénico	FDBA DFDBA DBM	Actua como um andaime e permite a osteocondução. Sem cirurgia/morbilida de no local do dador. Pode ser combinado com	Processamento necessário para remover o componente alergénico É possível a rejeição pelo hospedeiro.

Tipo	Fontes disponíveis	Vantagens	Desvantagens
		outros materiais, tais como BMP, GFs, PRF para aumentar o seu potencial de cicatrização.	
Xenogénico (espécies diferentes)	Fonte suína Fonte bovina Corais Algas	Actua como um andaime e permite a osteocondução. Não requer cirurgia no local do dador. Pode ser combinado com outros materiais, tais como BMP, GFs, PRF para aumentar o seu potencial de cicatrização. Baixo custo. Podem ser adquiridas quantidades significativas.	Processamento necessário para remover os componentes alergénicos, mas ainda assim pode transmitir doenças. Possibilidade de rejeição.

Tipo	Fontes disponíveis	Vantagens	Desvantagens
Aloplástico (produzido sinteticament e)	TCP β-TCP Vidro bioativo Bio-cerâmica Hidroxiapatite	Actua como um andaime e permite a osteocondução. Não requer cirurgia no local do dador. Pode ser combinado com outros materiais, tais como BMP, GFs, PRF para aumentar o seu potencial de cicatrização. Não tem potencial alergénico.	Pode ser dispendioso. Pode atuar como um corpo estranho.
Enxertos ósseos personalizad os de engenharia	Scaffolds acelulares bioactivos: Materiais sintéticos biodegradáveis com factores osteoindutores,	Células estaminais autólogas com menores probabilidades de rejeição. Pode ser moldado na forma	Ainda está a dar os primeiros passos e é necessária mais investigação para a sua

Tipo	Fontes disponíveis	Vantagens	Desvantagens
	tais como BMPs, PDGF, IGF. Scaffolds semeados com células: BMSCs autólogas num scaffold personalizado misturadas com PRP. Enxertos ósseos autólogos personalizados: Células estaminais pluripotentes induzidas a formar osso.	anatómica desejada utilizando modelação 3D. A inclusão de moléculas bioactivas proporciona um melhor potencial de cicatrização.	utilização clínica. São necessárias instalações para colher e cultivar células estaminais. Pode ter problemas éticos.

Osso autógeno: a norma de ouro para a regeneração óssea

Breve contexto histórico:

Em 1923, Hegedus utilizou enxertos autógenos de tíbia para reconstruir os rebordos alveolares que se tinham tornado inadequados em resultado da "pyorrhea alveolaris". Em "Dental Cosmos", ele afirmou que a osteogénese efectiva tinha ocorrido na quarta semana. Muitas publicações até à década de 1960 recomendavam a utilização de osso autógeno, embora tivessem diferentes origens. Linghorne demonstrou, na sua extensa análise histológica, que os enxertos autógenos são superiores ao desbridamento com retalho aberto (OFD) na reparação óssea, uma vez que a investigação histológica até então tinha sido ambígua. Burwell investigou as causas e circunstâncias da diferenciação osteoblástica e descobriu que uma parte do material precisava de se degradar para que o ARN libertado desencadeasse a formação da célula óssea[8].

Na sua opinião, as lascas de osso utilizadas por Nabers, O'Leary e Robinson necessitavam de ser totalmente reabsorvidas antes de se poder desenvolver novo osso. Em 1971, Rivault et al. delinearam as condições para um enxerto bem sucedido. O tamanho das partículas do enxerto deve ser inferior a 100 microns, deve ser mantido em contacto com o osso hospedeiro e os factores de irritação da área enxertada devem ser mantidos sob controlo, de acordo com as suas recomendações. Recomendam ainda que o enxerto ósseo seja completamente coberto por retalhos de tecido mole para um adequado suprimento sanguíneo.

A experiência clínica e a investigação histológica ao longo do tempo revelaram que o osso esponjoso autógeno contendo medula hematopoiética tem o maior potencial de osteogénese. Além disso, o osso autógeno tem o menor risco de rejeição do hospedeiro, enquanto a estrutura porosa do osso esponjoso aumenta a probabilidade de revascularização rápida e subsequente sobrevivência do enxerto.Schallhorn tratou lesões ósseas periodontais com osso esponjoso autógeno combinado com medula hematopoiética da crista ilíaca. Uma frequência significativa de reabsorção radicular e consequente anquilose foi observada em cães beagle, de acordo com Sullivan et al. Dragoo e Sullivan relataram reabsorção radicular externa em uma análise histopatológica de quatro indivíduos. Os cortes histológicos revelaram uma ligação entre a inflamação e a reabsorção radicular, sugerindo que a reabsorção pode ser mais uma consequência do que uma causa da inflamação.

a reabsorção de osso sequestrado, a medula óssea fresca, que contém várias células indiferenciadas, ou a atividade proteolítica dos polimorfonucleares

leucócitos, macrófagos e outras células inflamatórias crónicas podem iniciar a reabsorção da raiz. Ao utilizar auto-enxertos ou aloenxertos ilíacos congelados, bem como material fresco de dadores intra-orais, Schallhorn et al. não registaram qualquer anquilose ou reabsorção radicular. Em dois casos tratados sem auto-enxertos do ilíaco e em 16 das 275 localizações tratadas com ele, foi observada reabsorção radicular. Hiatt e Schallhorn relataram um preenchimento médio de 3,44 mm em 166 transplantes da tuberosidade, o que se compara favoravelmente com os auto-enxertos ilíacos.

FONTES DE ENXERTOS AUTÓGENOS :

Os auto-enxertos são normalmente obtidos a partir de locais intra-orais e extra-orais do mesmo indivíduo, tais como a sínfise mandibular, o ramo mandibular, a crista oblíqua externa, a crista ilíaca, o cúbito proximal ou o rádio distal, devido ao facto de serem boas fontes de osso cortical e esponjoso. O osso de auto-enxerto colhido do ramo mandibular está associado a mais complicações menores a jusante [9] em comparação com outros locais intra-orais, embora apresente um risco de danos ao nervo alveolar inferior. Os enxertos do ramo mandibular são adequados para utilização quando os locais que requerem aumento têm menos de 4 mm de espessura e abrangem um máximo de quatro dentes. Não existem problemas de histocompatibilidade e imunogenicidade associados aos autoenxertos, pelo que representam o mais elevado grau de segurança biológica. No entanto, existem várias desvantagens associadas aos autoenxertos, tais como a necessidade de uma visita cirúrgica secundária, lesões no local do dador e o potencial de cicatrização. Além disso, os auto-enxertos têm sido associados a custos cirúrgicos mais elevados, riscos cirúrgicos mais significativos, por exemplo, hemorragia excessiva, infeção, inflamação e dor, limitando a sua aplicação a defeitos ósseos relativamente mais pequenos. Assim, em grandes defeitos craniofaciais, os autoenxertos podem não representar uma opção viável.

O osso esponjoso é mais frequentemente utilizado para auto-enxertos e contém osteoblastos e células progenitoras com um potencial osteogénico considerável. Possuem superfícies trabeculares relativamente grandes, que facilitam o estabelecimento de um ambiente osteoindutor, encorajando a revascularização e a incorporação no local recetor. Em contraste, o osso cortical não possui osteoblastos e células osteogénicas; em vez disso, proporciona integridade estrutural-mecânica e promove a cicatrização óssea através da osteocondução. A integração dos enxertos corticais é mais lenta do que a dos enxertos esponjosos devido ao seu potencial de revascularização limitado. Por conseguinte, para maximizar o desempenho da remodelação óssea e o potencial de cicatrização, é utilizada uma combinação de osso esponjoso e cortical. Apesar do desenvolvimento de numerosos substitutos ósseos nos últimos anos, os autoenxertos continuam a ser o padrão de ouro para materiais de enxerto, uma vez que continuam a ser o único material de enxerto que possui todas as quatro propriedades biológicas fundamentais necessárias. Em aplicações dentárias, apesar de outros substitutos ósseos serem utilizados por rotina na gestão de defeitos ósseos alveolares localizados e no enxerto ósseo do seio maxilar, os autoenxertos em bloco continuam a ser utilizados por rotina em procedimentos de aumento do rebordo alveolar. Uma vez que muito poucos substitutos ósseos podem produzir um volume de osso recém-formado comparável ao produzido pelos materiais de auto-enxerto, os auto-enxertos continuam a ser o material de eleição para procedimentos de aumento mais complexos, como a reconstrução de desdentados mandibulares posteriores. Isto deve-se ao facto de os enxertos autógenos em bloco poderem aumentar a qualidade e a quantidade de osso de uma forma previsível, permitindo a colocação de implantes com diâmetros máximos que facilitam a distribuição da força para uma sobrevivência a longo prazo[9].

TIPOS DE ENXERTOS ÓSSEOS AUTÓGENOS :

Numerosas variedades de transplantes de osso autógeno foram ou estão atualmente a ser utilizadas em contextos terapêuticos. Estes consistem em osso esponjoso extra-oral e medula óssea, mistura óssea, lascas de osso intra-oral e coágulo ósseo.

ENXERTO DE OSSO CORTICAL :

O enxerto de osso cortical autógeno, que fornece um meio osteocondutor com propriedades osteoindutoras e osteogénicas mínimas, é mais adequado para defeitos estruturais para os quais é necessária uma estabilidade mecânica imediata para a cicatrização.

Devido à perfusão limitada e aos osteócitos do dador, a matriz cortical densa causa uma revascularização e integração relativamente lentas, uma vez que a reabsorção tem de ocorrer antes da deposição de novo osso

Para defeitos periodontais, Nabers e O'Leary (1965) observaram que as lascas de osso cortical removidas com cinzéis manuais durante a osteoplastia e ostectomia resultaram num aumento coronal da altura do osso. O coágulo ósseo autógeno e a mistura óssea foram utilizados em vez de lascas de osso cortical devido ao seu tamanho de partícula comparativamente grande (1.559,6 183 um) e à propensão para o sequestro. Ao avaliar o impacto do tamanho das partículas para enxertos de osso autólogo, a literatura mostrou uma grande variedade. Foi afirmado que valores entre 125 m e 2 mm eram preferíveis. As partículas mais pequenas do que 75-125 m são rapidamente reabsorvidas e não se envolvem numa osteogénese bem sucedida, de acordo com um valor mínimo chave que foi observado.

ENXERTO DE OSSO ESPONJOSO:

O tipo mais popular de enxerto autógeno é o enxerto de osso cancelado. As trabéculas porosas são revestidas com osteoblastos funcionais, criando um enxerto osteogénico que fornece um substrato osteoindutor, osteocondutor e osteogénico. Uma parte dos osteócitos do dador que sobrevivem após a implantação trabalham em conjunto com a porosidade do enxerto e as citocinas locais para incentivar a angiogénese e o recrutamento de células estaminais mesenquimais do hospedeiro[9].

ENXERTO DE OSSO CORTICOCANCELO:

Os enxertos ósseos corticocanelares oferecem intuitivamente as vantagens do osso cortical e do osso esponjoso: Um meio osteocondutor e a estabilidade estrutural imediata do osso cortical, e as capacidades osteoindutoras e osteogénicas do osso esponjoso.

Osso esponjoso e medula óssea intra-orais: O osso esponjoso e a medula óssea intra-orais podem ser obtidos a partir de alvéolos de extração cicatrizados, mandíbula

áreas retromolares e áreas da tuberosidade maxilar. Obteve-se um preenchimento ósseo médio de 3,65 mm e >50% de preenchimento ósseo numa base previsível.

OSSO E RAIZ CANCELA EXTRAORAL: Este material é obtido a partir da crista ilíaca anterior ou posterior, tendo sido relatado por vários autores um crescimento ósseo previsível que varia entre 3,53 e 4,36 mm e até mesmo a erradicação completa do envolvimento da furca e das crateras interdentais[7].

COÁGULO ÓSSEO E MISTURA DE OSSO :

O osso intra-oral, quando obtido com brocas redondas de alta ou baixa velocidade e misturado com sangue, torna-se um coágulo. Foi subsequentemente demonstrado em macacos que pequenas partículas de osso de 100 um podiam proporcionar uma atividade osteogénica mais precoce e maior do que partículas 10 vezes maiores. A técnica da mistura óssea foi concebida para ultrapassar algumas das desvantagens do coágulo ósseo, incluindo a impossibilidade de aspiração durante o processo de colheita e a qualidade e fluidez desconhecidas do material. A mistura óssea é constituída por osso cortical ou esponjoso que é recolhido com uma trefina ou rongeurs, colocado numa cápsula de amálgama e triturado até à consistência de uma massa óssea pastosa. O tamanho da partícula resultante é da ordem de 210 × 105 um. +Froum et al. relataram que os enxertos do tipo bone blend com coágulo ósseo proporcionaram um crescimento coronal do osso alveolar de 2,98 mm, em comparação com 0,66 mm obtidos quando se utilizou apenas o desbridamento com retalho aberto.

Propriedades físicas :

Kim et al. compararam as caraterísticas da superfície do AUTO-BG utilizando um microscópio eletrónico de varrimento e verificaram que as caraterísticas físicas da superfície eram bastante semelhantes às do osso cortical autógeno (obtido a partir do osso cortical vestibular mandibular). Sob grande ampliação, a porção da raiz do AUTO-BG mostrou um padrão rugoso, enquanto a porção da coroa do AUTO-BG era relativamente lisa. A compactação do enxerto de osso cortical era ondulada devido à sua natureza cortical, enquanto a superfície do osso alogénico era bastante lisa, uma vez que continha osso esponjoso. O enxerto xenogénico demonstrou um menor grau de compactação. Numa análise de difração de raios X (XRD), que é um método utilizado para estudar a natureza cristalina dos sólidos, o AUTO-BG mostrou uma estrutura cristalina semelhante à dos ossos corticais autógenos. O teor de cálcio e de fósforo do teste de dissolução do ião Ca/P também se revelou semelhante ao do osso cortical autógeno. Esta dissolução é um indicador da biodegradabilidade, que está diretamente relacionada com a libertação de cálcio e fósforo, que é necessária para a reprecipitação da apatite na superfície do osso [7].

Resultados clínicos :

Estudos clínicos a longo prazo efectuados por Lee e Kim et al. revelaram uma excelente biocompatibilidade do AUTO-BG. Foi demonstrado com sucesso que o AUTO-BG é resistente à infeção e cicatriza satisfatoriamente mesmo com uma ligeira deiscência da ferida. Noutro estudo, Kim et al. demonstraram que o AUTO-BG sofre um processo de reabsorção gradual e acaba por ser substituído por osso de boa qualidade, utilizando os processos de osteoindução e osteocondução. Demonstraram, através de amostras histológicas, que após 4 meses de enxerto, o material de enxerto funde-se diretamente com o osso recetor e apresenta uma excelente vascularização e, segundo eles, o enxerto é completamente substituído por osso normal em 12-15 meses. No seu estudo, Jun et al. mostraram uma densidade óssea média de 981 UH (tipo D2) no enxerto ósseo auto-dentário cicatrizado versus 968 UH para o Bio-Oss. Da mesma forma, registaram uma proporção de quase 60% de volume de osso novo em relação ao volume de osso total com o AUTO-BG . Estes estudos mostram que os resultados do AUTO-BG na região maxilofacial são comparáveis a outras fontes de enxerto ósseo.

 Método de preparação do AUTO-BG

Os dentes sãos que necessitam de ser removidos são extraídos através de uma abordagem minimamente prejudicial. Isto protege as placas corticais vestibular e lingual, permitindo assim uma melhor adaptação do enxerto. Para produzir o AUTO-BG em pó, os dentes extraídos são primeiro cuidadosamente limpos e libertados de detritos ou quaisquer restos de tecido aderente. As porções da coroa são separadas da raiz. A porção da raiz é colocada num moinho Smart Dentine Grinder (Kometa Bio, Fort Lee, NJ, EUA) e é moída durante aproximadamente 30 s para produzir um pó de dentina de 300-1200 microns. Este pó de dentina é depois colocado num produto de limpeza de dentina durante cerca de 7 a 10 minutos. Este produto de limpeza da dentina é uma solução que contém hidróxido de sódio de pH elevado (muito básico) em etanol a 20% e é utilizado para limpar as partículas, numa tentativa de eliminar as bactérias e qualquer material orgânico remanescente[9]. Quando o processo de limpeza estiver concluído, o excesso de produto de limpeza é removido utilizando gazes absorventes esterilizadas. Em seguida, é efectuada uma lavagem da dentina utilizando um Smart Dentin Grinder (Kometa Bio, Fort Lee, NJ, EUA), que consiste em soro fisiológico tamponado com fosfato, que é vertido sobre o material particulado durante 3 minutos. Uma vez terminada a imersão, o excesso de líquido é removido por vazamento, e o restante é absorvido com gaze. Após este processo, o AUTO-BG está agora pronto a ser utilizado e pode ser facilmente transferido para o local recetor como qualquer outro material de enxerto. Para preparar o AUTO-BG do tipo bloco, o dente não é sujeito a trituração, enquanto o resto do processo é essencialmente o mesmo. Podem ser efectuados pequenos orifícios no enxerto em bloco para melhorar o crescimento da vasculatura no material enxertado a partir do local recetor. Depois disto, pode ser colocado no alvéolo de extração para preservação do alvéolo. O tipo root-on assemelha-se a placas corticais e é utilizado para o aumento vertical/horizontal do osso.

A forma em pó ou cinza de dente é preparada através de um processo de sinterização a alta temperatura. O dente é embebido em peróxido de hidrogénio para remover resíduos de tecidos moles e depois desinfetado por imersão em etanol. O pó dentário é aquecido durante uma hora a 1200 °C para remover todas as impurezas e qualquer material infetado remanescente. Para melhorar o seu manuseamento e colocação em defeitos ósseos, pode ser misturado com gesso ou plasma rico em plaquetas.

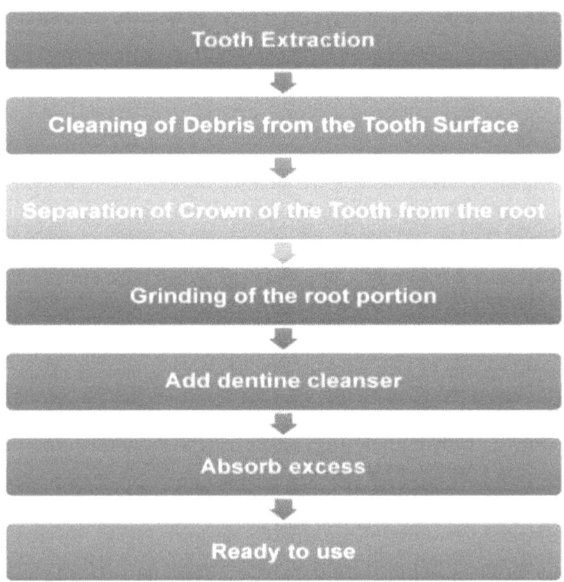

Diagrama de fluxo mostrando o método de preparação do AUTO-BG.

Aplicações clínicas do AUTO-BG:

Aumento ósseo

Os implantes dentários são colocados em número crescente na prática clínica devido à consciencialização dos pacientes e às provas que sustentam o sucesso a longo prazo, sendo colocados quase um milhão de implantes por ano. Com este número crescente, os cirurgiões de implantes estão a tornar-se cada vez mais confiantes e a tentar inserir implantes em locais onde o tamanho do osso é inadequado para a colocação de implantes e, nestes casos, os locais dos implantes têm de ser enxertados. O AUTO-BG em pó é considerado um bom negócio nestes casos em que as propriedades osteogénicas, osteoindutoras e osteocondutoras são necessárias. Ramanauskaite et al. mostraram que um ganho médio na largura do rebordo alveolar foi de cerca de 5 mm com uma reabsorção anual de aproximadamente 0,1 mm. No seu estudo, conseguiram colocar implantes em todos os casos enxertados no prazo de 26 semanas após o enxerto, com uma estabilidade primária adequada[9].

Nos casos em que o osso deficiente precisa de ser corrigido por qualquer outra razão que não a colocação de implantes, o enxerto tipo pó ou tipo bloco, utilizando o AUTO-BG, pode ser utilizado com sucesso.

Aumento do seio maxilar

A reabsorção óssea e a pneumatização do seio maxilar posterior impedem frequentemente a colocação de implantes sem a realização de uma cirurgia de elevação do seio maxilar. O levantamento do seio pode ser efectuado através da abordagem crestal ou através da abordagem da janela lateral. As pessoas têm relatado resultados satisfatórios utilizando vários materiais autógenos, alógenos e/ou aloplásticos para o aumento do seio maxilar. Em geral, qualquer material com uma taxa de reabsorção lenta funcionaria na cirurgia de elevação do seio. O AUTO-BG pode ser considerado como uma alternativa possível quando o osso autógeno é necessário para o aumento do seio sem a necessidade de morbidade do local doador. Produz um efeito positivo no aumento da quantidade e qualidade do osso e minimiza a re-pneumatização do seio. Kim et al. demonstraram um aumento médio da altura óssea de cerca de 5 mm após o aumento do fundo do seio com AUTO-BG, com uma média de 0,76 mm/ano de perda óssea após a carga do implante, com uma sobrevivência global do implante de cerca de 96% em aumentos do seio maxilar com AUTO-BG, tal como referido por Shavit et al.

Defeitos periodontais

Está a ser desenvolvida investigação no domínio da regeneração óssea para defeitos periodontais. Os procedimentos de regeneração tecidular guiada (RTG), a utilização de derivados da matriz de esmalte (EMD), factores de crescimento (GF), BMPs, plasma/fibrina rico em plaquetas (PRP/PRF) e vários procedimentos de enxerto ósseo têm sido amplamente descritos na literatura. O material autógeno obtido do mesmo indivíduo é sempre considerado o padrão de ouro devido ao seu elevado potencial osteogénico, osteoindutor e osteocondutor. Tendo isto em consideração, a DDM e a matriz óssea desmineralizada (DBM) derivadas do AUTO-BG podem proporcionar os mesmos efeitos benéficos que o osso autógeno, sem a necessidade de cirurgia no local do dador, e podem promover a formação óssea nestes defeitos de reabsorção periodontal intra-ósseos. Upadhyay et al. utilizaram o material AUTO-BG para o tratamento de defeitos de furca de classe II e acompanharam os casos durante um ano. Os resultados do seu estudo mostraram que as profundidades de sondagem horizontais diminuíram no intervalo de 1-2 mm e aproximadamente 3-4 mm de osso foi ganho na dimensão linear.

Um estudo de Indurkur et al. (2018) mostrou que os indivíduos tratados com AUTO-BG combinado com uma membrana de córion demonstraram resultados insignificantes em relação ao DFDBA com uma membrana de córion em defeitos intra-ósseos em todos os resultados clínicos, sugerindo que o AUTO-BG pode ser usado como uma alternativa útil ao DFDBA na terapia regenerativa periodontal para defeitos intra-ósseos. Para além disso, uma série de casos descobriu que o material AUTO-BG com capacidades osteoindutoras e osteocondutoras pode ser utilizado para o tratamento de defeitos intra-ósseos[9].

 Regeneração óssea guiada:

A regeneração óssea guiada (ROG) é um processo em que a formação de novo osso é guiada pela utilização de uma membrana reabsorvível ou não reabsorvível. Na maioria dos casos, a ROG é efectuada com ou antes da colocação do implante. O material AUTO-BG em pó pode ser colocado juntamente com um implante se o defeito ósseo for superior a 2 mm vertical ou horizontalmente à volta do implante. A utilização de uma membrana reabsorvível ou não reabsorvível fica ao critério do cirurgião. No caso de o operador considerar que a quantidade de material enxertado é menor, este pode ser combinado com material alogénico ou pode ser adicionado PRF para aumentar o seu potencial de formação óssea. Lee et al. efectuaram um estudo em que utilizaram o AUTO-BG para efeitos de ROG com e sem a utilização de membranas. Os resultados do seu estudo mostraram que houve um ganho líquido de osso de cerca de 87%, sem diferença estatística entre a utilização ou não da membrana[9].

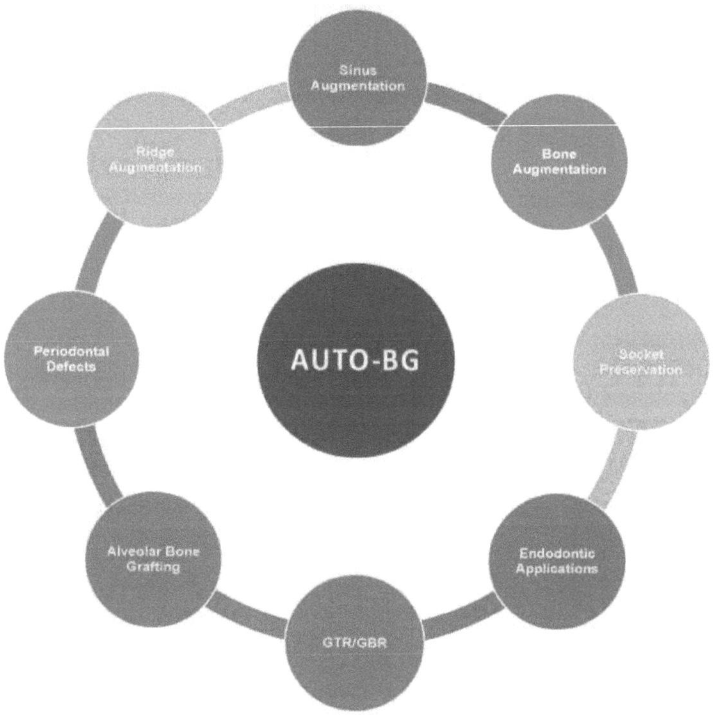

Enxerto ósseo alveolar

O enxerto ósseo alveolar (ABG) é um procedimento importante e comumente realizado em pacientes com fissura completa de lábio e palato. Várias técnicas de enxerto autógeno, alógeno e aloplástico têm sido descritas na literatura. O uso de AUTO-BG também tem sido relatado. Os autores têm utilizado tanto enxertos do tipo pó como do tipo bloco em ABG. A vantagem do AUTO-BG é que pode ser combinado com outros materiais de enxerto e o PRF pode ser colocado ao lado deste enxerto, a fim de melhorar a qualidade do osso em formação. Os autores combinaram o AUTO-BG com a osteogénese de distração em pacientes com fissura alveolar e relataram resultados satisfatórios. Em pacientes com fissura, o AUTO-BG pode ser adquirido de terceiros molares não funcionais ou de dentes supranumerários, que são bastante comuns em pacientes com fissura. Para além disso, qualquer outro dente que tenha de ser extraído de acordo com o plano ortodôntico também pode ser utilizado para este fim [10].

Além disso, a investigação piloto pretendia avaliar a eficácia de um AUTO-BG na prevenção de anomalias periodontais após a extração cirúrgica de terceiros molares inferiores impactados ou semi-impactados. Para este objetivo, foram feitas avaliações radiográficas e periodontais das cavidades pós-extractivas. O estudo incluiu 10 pacientes, e 20 alvéolos de extração de terceiros molares inferiores foram tratados com uma técnica de boca dividida. Os locais experimentais foram preenchidos com AUTO-BG derivado dos terceiros molares inferiores removidos, enquanto os locais de controlo foram preenchidos apenas com coágulo sanguíneo. Os retalhos foram fechados com o objetivo de assegurar a estabilidade da ferida. Em todos os casos, a cicatrização não foi afetada por quaisquer problemas relacionados com a utilização do AUTO-BG. A profundidade da bolsa de sondagem distal ao segundo molar inferior foi reduzida em ambos os locais de cirurgia após 6 meses, com uma maior diminuição registada nos locais experimentais. A avaliação radiográfica também revelou que os locais transplantados tinham mais ganho ósseo do que os locais de controlo. Os resultados desta investigação exploratória mostram que o AUTO-BG pode ser eficaz na redução do estabelecimento de anomalias periodontais na região distal do segundo molar inferior após a extração cirúrgica dos terceiros molares inferiores.

Aumento da crista

Quando a reabsorção do rebordo impede a colocação do(s) implante(s), justifica-se a realização de procedimentos de aumento. A deficiência pode ser horizontal, vertical ou em ambas as dimensões. Nestas situações, o AUTO-BG pode ser utilizado com sucesso, especialmente o enxerto em bloco do tipo root-on. Vários clínicos utilizaram o material AUTO-BG em bloco para aumentos de rebordo quando os defeitos eram iguais ou superiores a 3 mm. A colocação de material de enxerto nestes casos ajuda a aumentar a massa óssea e os estudos de acompanhamento mostraram uma colocação bem sucedida de implantes em rebordos onde foi utilizado material AUTO-BG . Kim et al. demonstraram, através de estudos de acompanhamento a longo prazo, que a reabsorção óssea marginal de cerca de 2,5 mm ocorre durante um período de 5 anos após o aumento do rebordo e, na maioria dos casos, os implantes colocados nos rebordos aumentados com AUTO-BG podem ser carregados funcionalmente dentro de 5-7 meses.

Preservação e reconstrução de soquetes

Após a extração dentária, é desencadeada uma sequência de cascatas biológicas que, em última análise, cicatriza o alvéolo de extração por segunda intenção e, por sua vez, conduz a um certo grau de perda óssea que é diretamente proporcional ao trauma induzido no osso durante a extração dentária. As técnicas de preservação do alvéolo tentam minimizar esta perda óssea e tendem a melhorar a qualidade e a quantidade de osso no alvéolo cicatrizado. O enxerto com ou sem membrana tem sido descrito na literatura. O AUTO-BG pode ser utilizado nestes casos de duas formas diferentes: uma delas é o alvéolo de extração preenchido com material de enxerto dentário do tipo pó e que pode ou não ser coberto com uma membrana; em segundo lugar, o AUTO-BG do tipo raiz pode ser utilizado para preservar alvéolos cicatrizados. Assemelham-se a uma raiz de dente e podem ser colocadas no alvéolo, podendo ou não ser cobertas com uma membrana, de acordo com a escolha do operador. Foi descrita uma cicatrização óptima dos alvéolos em ambas as condições. Radoczy-Drajko et al. demonstraram que o AUTO-BG, quando utilizado como material de enxerto para a preservação do alvéolo, conduz a uma perda óssea média de 15% na dimensão horizontal (máxima na porção coronal e mínima na apical) com uma perda insignificante na dimensão vertical. Estes achados mostram que podem ser obtidos resultados bem sucedidos com AUTO-BG com restauração funcional usando implantes mais tarde.

Bone Grafting for Dental Implants

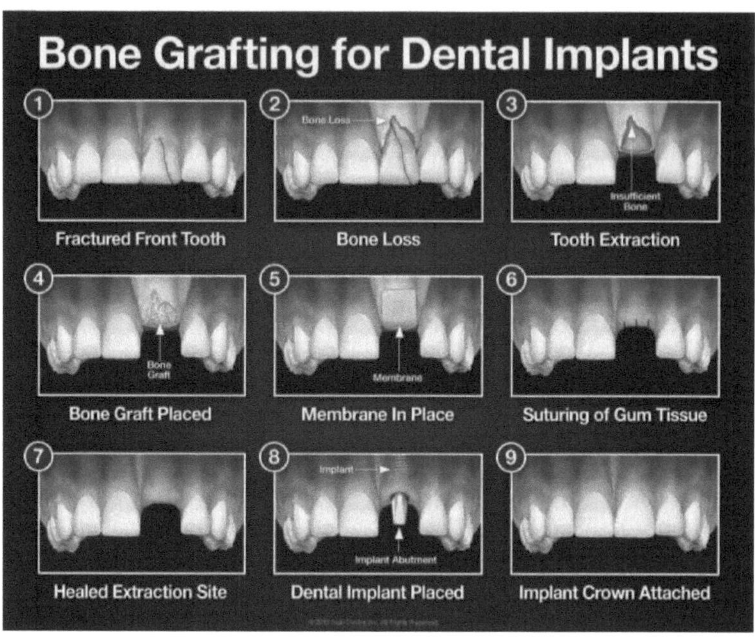

<u>Aloenxertos para regeneração óssea e periodontal</u>

Breve história :

Ao longo dos anos, foram estudados vários tipos de enxertos ósseos e continua a procura de um material de substituição óssea ideal. O material de aloenxerto ósseo tem sido utilizado em medicina dentária nas últimas quatro décadas. Os aloenxertos são enxertos ósseos retirados de um indivíduo para serem transplantados para outro. Os aloenxertos ósseos estão a ser amplamente utilizados no campo da medicina dentária, ortopedia e cirurgia craniofacial. São geralmente utilizados em duas formas: aloenxerto ósseo liofilizado (FDBA) e aloenxerto ósseo liofilizado desmineralizado (DFDBA). Na cirurgia reconstrutiva craniofacial, o osso autógeno era o material de escolha ideal, apesar das graves deficiências, antes do aparecimento do osso alogénico desmineralizado, que foi aceite como a alternativa mais promissora ao osso autógeno em 1900 [10]. O FDBA foi utilizado pela primeira vez na terapia periodontal no início da década de 1970, embora tenha sido utilizado clinicamente na terapia ortopédica desde a década de 1950 [12].

 O FDBA fornece um suporte osteocondutor para o crescimento ósseo e provoca a reabsorção quando implantado em tecidos mesenquimatosos. O DFDBA foi utilizado pela primeira vez em medicina dentária e medicina em 1965, mas para o tratamento de defeitos periodontais em humanos foi utilizado pela primeira vez em 1975. O DFDBA também proporciona uma superfície osteocondutora e, além disso, também actua como uma fonte de factores osteoindutores. Assim, induz a migração de células mesenquimais, a fixação e a osteogénese quando implantado em osso bem vascularizado; induz a formação de osso endocondral quando implantado em tecidos que de outra forma não formariam osso. O DFDBA contém proteínas morfogénicas ósseas (BMPs), como as BMP 2, 4 e 7, que ajudam a estimular a osteoindução. Assim, as proteínas retidas de aloenxertos, preparadas comercialmente, têm a capacidade de influenciar o comportamento das células in vivo. As BMPs produzem múltiplos efeitos no osso: (1) actuam como mitogénicos em células mesenquimatosas indiferenciadas e precursores de osteoblastos; (2) induzem a expressão do fenótipo osteoblástico (por exemplo, aumentando a atividade da fosfatase alcalina nas células ósseas; e (3) actuam como quimio-atractores para células mesenquimatosas e monócitos, bem como se ligam ao colagénio tipo IV da matriz extracelular. Os estudos determinaram que a quantidade mínima eficaz de BMP necessária para afetar o crescimento ósseo é de cerca de 2 µg/40 mg de peso húmido dos explantes. A quantidade óptima é de cerca de 10 µm

Os enxertos ósseos alogénicos são normalmente obtidos nas doze horas seguintes à morte do dador e colocados em bancos de tecidos. Quatro tipos de enxertos alogénicos têm sido utilizados na terapia de reconstrução periodontal:

MEMBRANAS DE ALOENXERTOS ÓSSEOS LAMINARES :

A utilização desta membrana de barreira em combinação com o aloenxerto ósseo liofilizado desmineralizado em partículas (DFDBA) pode aprofundar a bolsa periodontal persistente mesial do LR6;[12] b. Sinais radiográficos de perda óssea angular mesial do LR6 e envolvimento da furca; c. Defeitos ósseos alveolares revelados após a elevação de um retalho bucal; d. Colocação de xenoenxerto e membrana de colagénio nos defeitos (Bio-Oss e Bio-Gide, respetivamente); e. Defeitos ósseos alveolares revelados após a elevação de um retalho bucal; d. Colocação de xenoenxerto e membrana de colagénio nos defeitos (Bio-Oss e Bio-Gide, respetivamente); e. Sinais radiográficos de preenchimento ósseo mesial e na área de furca do LR6. Uma visão geral dos procedimentos regenerativos periodontais para o médico dentista geral também é promissora, como demonstrado num ensaio clínico aleatório (RCT) em pacientes com doze pares de lesões de furca de molares mandibulares de Classe II (Scott et al., 1997). No entanto, são necessários mais estudos com uma potência muito superior para obter provas conclusivas sobre a utilização deste material como barreira de membrana em procedimentos de RFA

ENXERTO ILÍACO CONGELADO:

tem demonstrado resultados favoráveis. No entanto, a necessidade de uma correspondência cruzada extensa para diminuir a possibilidade de transmissão de doenças e rejeição de enxertos limitou a sua utilização generalizada no tratamento periodontal (Rosen et al., 2000).

ALOENXERTO ÓSSEO LIOFILIZADO (FDBA):

Este tipo de enxerto tem sido considerado eficaz como um suporte sobre o qual se pode formar novo osso (Goldgerg e Stevenson, 1987). [12]

ALOENXERTO ÓSSEO DESMINERALIZADO LIOFILIZADO (DFDBA):

Foi referido que o ácido clorídrico e a liofilização do enxerto de osso cortical podem expor as proteínas morfogenéticas na matriz óssea e, por conseguinte, aumentar o seu potencial osteogénico (Urist e Mikulski, 1979). O DFDBA tem sido considerado como um dos enxertos "gold standard" na regeneração periodontal, com resultados favoráveis (Libin et al., 1975; Pearson et al., 1981; Rosen et al., 2000). O risco de transmissão de doenças sempre foi uma preocupação com o uso de aloenxertos. No entanto, este pode ser mínimo se o enxerto for colhido e processado de acordo com as normas e diretrizes de organismos estabelecidos (por exemplo,

Associação Americana de Bancos de Tecidos) (Mellonig, 1995). Além disso, estudos em humanos não demonstraram qualquer reação imunitária (antigenicidade) após o tratamento com FDBA e DFDBA (Quattlebaum et al., 1988

VARIANTES SINTÉTICAS :

Compósito flexível de hidrogel-hidroxiapatite (HA) que tem um rácio de matriz mineral/orgânica que se aproxima do do osso humano[12].

O osso artificial pode ser criado a partir de cerâmicas, tais como fosfatos de cálcio (por exemplo, HA e fosfato tricálcico), biovidro e sulfato de cálcio, que são biologicamente activos, dependendo da solubilidade em ambiente fisiológico. Estes materiais combinam-se com factores de crescimento, iões como o estrôncio ou misturados com aspirado de medula óssea para aumentar a atividade biológica. A presença de elementos como o estrôncio pode resultar numa maior densidade mineral óssea (DMO) e numa maior proliferação de osteoblastos.

ETAPAS DO FABRICO E PROCESSAMENTO DE ALOENXERTOS :

 Os ossos longos são a fonte dos aloenxertos ósseos periodontais. O osso cortical é o material de eleição porque se verificou que é menos antigénico do que o osso esponjoso. A BMP está localizada na matriz óssea e, uma vez que a massa da matriz óssea é maior no osso cortical do que no osso esponjoso, a maior quantidade de BMP está presente no osso cortical. A concentração de BMP é maior no osso cortical do que no esponjoso em quantidades de 1 mg/ kg de peso húmido de osso fresco.

- Em primeiro lugar, procede-se à remoção dos tecidos moles para remover os resíduos de músculos, tendões, ligamentos, etc. - O osso cortical é cortado de forma grosseira até atingir um tamanho de partícula que varia entre 500 µm e 5 mm. Esta fragmentação aumenta a eficiência da desengorduramento do osso e da descalcificação subsequente. [13]

- O material de enxerto é depois imerso em álcool etílico a 100% durante 1 h para remover a gordura que pode inibir a osteogénese e para inativar os vírus. A infecciosidade viral é indetetável no espaço de 1 minuto após o tratamento com álcool etílico a 70%.

- O osso é congelado a -80°C durante 1 a 2 semanas para interromper o processo de degradação e a água do tecido é removida pelo processo de liofilização. Este processo é normalmente designado por liofilização. Durante este período, são analisados os resultados das culturas bacterianas, dos testes serológicos e dos ensaios de anticorpos e antigénios diretos. Se for detectada contaminação, o osso é descartado ou esterilizado por meios adicionais. [13]

- A liofilização remove mais de 95% do conteúdo de água do osso. Embora a liofilização mate todas as células, tem a vantagem de facilitar o armazenamento a longo prazo e de reduzir a antigenicidade.

 - O osso cortical é triturado e peneirado até atingir um tamanho de partícula de aproximadamente 250 a 750 µm.

- Foi demonstrado que as partículas com esta dimensão promovem a osteogénese, ao passo que as partículas com uma dimensão inferior a 125 µm podem induzir uma resposta significativa de células gigantes de corpo estranho.

- O material de enxerto é novamente imerso em álcool etílico a 100% e lavado repetidamente para remover os produtos químicos utilizados no processamento.

 - A descalcificação com ácido clorídrico 0,6 N remove o cálcio da matriz óssea e expõe as proteínas indutoras de osso. Este passo não é necessário se o osso liofilizado não mineralizado for o produto final desejado, como nos procedimentos de cirurgia ortopédica e oral em que é necessária estabilidade estrutural. - O osso é lavado num tampão de fosfato de sódio para remover os resíduos de ácido. - Se o osso estiver desmineralizado, é novamente liofilizado.

- A selagem a vácuo em recipientes de vidro protege contra a contaminação e a degradação do material, permitindo a armazenagem à temperatura ambiente por um período de tempo indefinido.

Como resultado do processamento de aloenxertos, há uma redução exponencial do potencial de contaminação do enxerto, de transferência de doenças ou de ambos. Com um processamento adequado, os aloenxertos para fins dentários atingem habitualmente um nível de garantia de esterilidade (SAL) de . SAL é a probabilidade de um artigo não ser estéril após ter sido submetido a um processo de esterilização validado .

Com um SAL de 10-6, as probabilidades de sobrevivência de um organismo após o processamento do aloenxerto são inferiores a uma em 1 milhão. Não é necessário efetuar uma esterilização secundária após a obtenção do osso, uma vez que, normalmente, a maioria dos bancos de ossos obtém o osso em condições estéreis. No entanto, se o aloenxerto ósseo estiver contaminado no momento da aquisição, tem de ser esterilizado utilizando radiação ionizante ou óxido de etileno. Após o processamento, o aloenxerto ósseo tem de ser submetido a determinados testes que incluem:

- Teste de inspeção visual - A deteção visual é feita para problemas como a contaminação grosseira do enxerto, defeitos de embalagem e rotulagem incorrecta do produto.

- Teste de humidade residual - O teste de aloenxertos liofilizados é efectuado para garantir que a humidade residual é igual ou inferior a 6 por cento.

- Teste de cálcio residual - O teste do aloenxerto ósseo desmineralizado liofilizado é efectuado para garantir que o teor de cálcio residual é igual ou inferior a 8%.

O Puros (Zimmer Dental, Carlsbad, Califórnia) é um novo aloenxerto de osso esponjoso no mercado. Trata-se de osso humano que é submetido a um processo patenteado de tutoplast. O processo patenteado Tutoplast remove suavemente o material indesejado, como gorduras, células, antigénios e inativa os agentes patogénicos [14], preservando simultaneamente os minerais valiosos e a matriz de colagénio, o que conduz a uma regeneração óssea completa e rápida. Este processo envolve a delipidização com acetona e ultra-sons, tratamento osmótico, oxidação com peróxido de hidrogénio para destruir proteínas indesejadas, desidratação com acetona para preservar a estrutura da fibra de colagénio e irradiação gama de baixa dose.

Os fabricantes acreditam que este novo método de preservação por solvente preserva melhor o padrão trabecular e a estrutura mineral do que o processo de liofilização, proporcionando assim um material mais osteocondutor. O Grafton DBM 21 (BioHorizons, Birmingham, Alabama) é outro aloenxerto processado a partir de ossos longos de cadáveres, processando assepticamente o osso para remover lípidos, sangue e componentes celulares antes de ser congelado. O osso cortical é moído em fibras alongadas de 0,5 mm de diâmetro ou pulverizado em partículas de 100 a 500 mm. É combinado com um transportador de glicerol para estabilizar as proteínas e melhorar o manuseamento do enxerto.

SEGURANÇA DOS ALOENXERTOS ÓSSEOS   :

Existem duas grandes preocupações relativamente à utilização de aloenxertos ósseos: a antigenicidade e o risco de transmissão de doenças.

Antigenicidade:

A preocupação com a antigenicidade do material do dador surge com qualquer procedimento dentário/médico que utilize tecidos derivados de dadores humanos. As Actas do Workshop 1 sobre o Estado da Arte, realizado em 1982, referem que "uma das principais preocupações com os aloenxertos é o problema da rejeição do enxerto."[15] Nos seres humanos, o cromossoma 6 contém o complexo principal de histocompatibilidade (MHC), que codifica os antigénios de linfócitos humanos (HLA). Estes antigénios são expressos na superfície celular de quase todas as células nucleadas do corpo e representam o estímulo primário para a rejeição de tecidos transplantados quando ocorrem incompatibilidades HLA entre o dador e o recetor. A deteção da formação de anticorpos anti-HLA específicos do dador num doente que recebe aloenxertos é uma medida importante da imunogenicidade clínica do respetivo material de enxerto.

Risco de transmissão de doenças associado à utilização de aloenxertos :

O potencial para a transferência de doenças, particularmente a transmissão viral e ainda mais particularmente o VIH, é um fator crucial associado à utilização de aloenxertos ósseos. O primeiro caso de transmissão do VIH através de osso alogénico foi relatado em 1988 [29]. [29] Uma amostra de cabeça femoral de um homem de 52 anos foi ressecada como parte de uma artroplastia da anca e implantada no recetor 24 dias após a sua obtenção em novembro de 1984. A recetora desenvolveu linfadenopatia, diarreia, náuseas e vómitos, e suores noturnos nos 21 dias seguintes à cirurgia[16]. Em fevereiro de 1988, foi submetida a um teste que deu positivo para anticorpos contra o VIH. Este caso de transmissão do VIH representa a violação de princípios básicos na manipulação de tecidos alogénicos.

Aloenxertos ósseos para transplante clínico e regeneração :

REGENERAÇÃO DE TECIDOS GUIADA COM ALOENXERTO:

Uma barreira física ou membrana inserida entre o retalho mucogengival e a superfície radicular pode retardar a migração apical do epitélio, impedindo o contacto do tecido conjuntivo gengival com a superfície radicular, permitindo que as células originárias do espaço do ligamento periodontal ocupem o espaço criado e sofram uma divisão celular amplificadora. Este procedimento foi designado por regeneração tecidular guiada. Estudos de cicatrização de feridas em animais indicam que o resultado é a regeneração periodontal. No entanto, as observações histológicas em humanos sugerem que a cicatrização de feridas é feita por um novo cemento com a inserção de novas fibras conjuntivas com pouca ou nenhuma formação óssea. Os estudos clínicos indicam que a cicatrização dos defeitos ósseos é efectuada principalmente pelos tecidos moles. Este facto está correlacionado com as observações histológicas. Vários relatos de casos indicam que a combinação de aloenxerto ósseo liofilizado descalcificado e a barreira física aumentam o preenchimento ósseo. Antleregg et a 12 compararam 15 pares de defeitos ósseos periodontais tratados por regeneração tecidular guiada com aloenxerto ósseo liofilizado descalcificado ou apenas com a barreira física[17] e verificaram que o preenchimento ósseo era significativamente mais favorável com a utilização do enxerto ósseo e da barreira. Um estudo subsequente não encontrou melhorias significativas em nenhuma das medições clínicas entre a regeneração tecidular guiada isoladamente e o aloenxerto ósseo liofilizado descalcificado mais a regeneração tecidular guiada.83 O aloenxerto ósseo liofilizado descalcificado mais a regeneração tecidular guiada também foi comparado com o aloenxerto ósseo liofilizado descalcificado isoladamente. Os resultados deste estudo sugerem igualmente um efeito benéfico com a utilização de qualquer uma das técnicas, mas sem diferenças entre os grupos. No entanto, os resultados a longo prazo (5 anos) dos procedimentos de regeneração tecidular guiada utilizados isoladamente ou em combinação com um enxerto ósseo indicam que o sucesso da regeneração tecidular guiada é significativamente aumentado pela adição de um enxerto ósseo

REGENERAÇÃO ÓSSEA GUIADA COM ALOENXERTO :

A regeneração óssea guiada é uma nova técnica que evoluiu na sequência do procedimento de regeneração tecidular guiada para a reconstrução do periodonto perdido. O procedimento consiste na utilização de uma barreira física para excluir o tecido conjuntivo do defeito. O objetivo da regeneração óssea guiada é promover a formação óssea em deformidades ósseas, antes ou em conjunto com a colocação de implantes dentários endósseos. Essas deformidades podem ser defeitos localizados do rebordo alveolar associados à perda de osso antes ou no momento da remoção do implante, fenestrações/deiscências do osso alveolar na interface do implante ou defeitos associados à colocação imediata do implante em alvéolos de extração recentes. Os pequenos defeitos naturais que criam espaço e que fornecem suporte para a barreira física não necessitam de enxertos ósseos para evitar o colapso da barreira para dentro do defeito, ao passo que os grandes defeitos que não criam espaço necessitam. Tanto o aloenxerto ósseo seco livre como o liofilizado descalcificado são utilizados como suporte para a barreira física e para fornecer uma rede de treliça para osteocondução ou proteínas indutoras de osso para osteoindução[18].

Os produtos ósseos desmineralizados são utilizados em medicina dentária principalmente na regeneração periodontal e na reconstrução dos maxilares para a colocação de implantes dentários. A regeneração periodontal é um desafio porque o enxerto é realizado num local infetado, muitas vezes complicado por pacientes que fumam ou são diabéticos. Para além disso, o enxerto tenta reconstruir não só o osso, mas também o cemento e o ligamento periodontal. A abordagem clássica da regeneração periodontal tem sido a utilização de enxertos ósseos. No entanto, os produtos desmineralizados começaram a atrair a atenção para a regeneração periodontal no início da década de 1980. Bowers e colegas demonstraram que a média de formação de novas ligações era de apenas 1,21 mm, em comparação com a ausência de ligações em defeitos periodontais que foram apenas desbridados.

Existem muitas variedades de materiais de enxerto disponíveis. Os aloenxertos congelados são os mais comuns. Quando os aloenxertos ósseos que retêm proteínas morfogénicas ósseas (BMP's) são colocados em contacto com o osso vascularizado do hospedeiro, unem-se a ele e a sua matriz calcificada é substituída por osso novo. As peculiaridades individuais do esqueleto humano são tais que cada osso tem as suas próprias necessidades de cicatrização, imobilização e enxerto ósseo. Por conseguinte, não existe um aloenxerto ósseo universal para todos os fins e não existe uma forma única de preparar todos os aloenxertos ósseos. Até à data, na cirurgia dentária reconstrutiva, os aloenxertos ósseos mais bem sucedidos têm sido os enxertos corticais, esponjosos e corticocaninosos liofilizados, assepticamente excisados e processados, que não foram sujeitos a manipulações extensas, como a exposição a agentes químicos, aquecimento, irradiação, óxido de etileno, etc.

Os aloenxertos ósseos normalmente utilizados em procedimentos dentários reconstrutivos podem ser divididos em enxertos particulados e estruturais. Os primeiros são utilizados com maior frequência. Os enxertos particulados podem ser osso esponjoso ou cortical triturado [lascas de osso], osso moído, osso morselizado ou enxertos microparticulados [18]. [Estes são utilizados para preencher defeitos com paredes praticamente intactas (defeitos intra-ósseos fechados). Os enxertos estruturais são as placas ósseas [escoras ósseas], secções de mandíbulas e blocos de osso cortical e esponjoso. Os primeiros são utilizados principalmente para a reconstrução de grandes defeitos ósseos

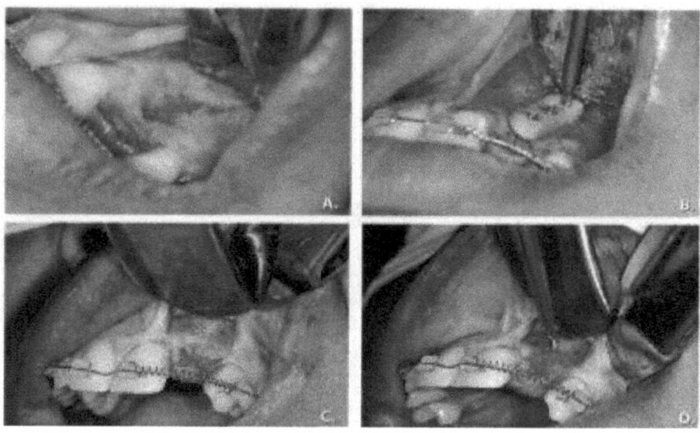

Reconstrução de defeitos mandibulares e maxilares com aloenxertos estruturais liofilizados. (A.) Defeito ósseo na área do dente nº 10. (B.) Aloenxerto ósseo moldado para obliterar um defeito e fixado no local com parafusos. (C.) O local do enxerto descoberto após 5 meses mostra uma boa regeneração óssea saudável. (D.) Parafusos de fixação removidos para preparação da colocação do implante.

Xenoenxertos para regeneração óssea e periodontal

INTRODUÇÃO :

Os xenoenxertos são enxertos ósseos provenientes de outras espécies (normalmente bovinos e suínos) e transplantados em seres humanos. É osteocondutor, biocompatível e estruturalmente semelhante ao osso humano. É possível encontrar muitas fontes de dadores para enxertos ósseos. Os ossos de bovinos, equinos, suínos e corais naturais são utilizados para xenoenxertos. Entre eles, os ossos bovinos são normalmente utilizados para procedimentos de enxerto devido à semelhança estrutural com o osso esponjoso humano. O enxerto de osso bovino anorgânico (ABM) é um mineral ósseo bovino poroso e desproteinizado de origem natural com uma composição mineral comparável e uma estrutura microporosa semelhante ao osso humano nativo. O osso bovino anorgânico demonstrou uma melhoria significativa no nível de fixação clínica e no preenchimento de tecido duro em defeitos intra-ósseos humanos. Os xenoenxertos derivados de bovinos BIO-OSS e OSTEOGRAF/N-300 estão atualmente a ser utilizados de forma clínica generalizada. O Bio-Oss apresenta propriedades osteocondutoras com uma estrutura cristalina semelhante ao osso humano e diz-se que reabsorve no prazo de 12 a 24 meses, com base em secções histológicas humanas de amostras de núcleos sinusais[19].

O osso derivado de bovino está disponível em diferentes tamanhos de partículas, variando de 240 a 2.000 µm. Um tamanho de partícula relativamente pequeno, de 240 a 1000 µm, proporciona uma área de superfície correspondentemente maior, o que irá aumentar a angiogénese e a osteocondução, servindo como um suporte para a formação de osso novo. Estudos em humanos e animais também demonstraram que o ABB é osteocondutor e facilita a formação de novo osso. Por outro lado, vários estudos em animais e humanos sugeriram que a reabsorção do ABB e a sua substituição por osso novo parece ser relativamente lenta em comparação com os aloenxertos.

No entanto, apesar dos resultados positivos obtidos em estudos efectuados com materiais de xenoenxerto, a regeneração tecidular/óssea com este material de enxerto pode ser imprevisível. Num estudo, em que os defeitos foram tratados com enxertos ósseos derivados de bovinos, no seguimento de um ano, 78% dos defeitos cicatrizaram com sucesso. Além disso, noutro estudo, oito defeitos intra-ósseos foram preenchidos com xenoenxertos e os resultados mostraram que sete defeitos cicatrizaram com sucesso, mas um defeito cicatrizou por reparação. A grande vantagem deste tipo de enxerto é o facto de ser necessário apenas um procedimento cirúrgico.

MATERIAIS DE XENOENXERTO DISPONÍVEIS NO MERCADO :

Brand	Manufacturer	Available as
Bio-Oss cortical and cancellous	Osteohealth Co.	Granular 25- 1 -0 or 1 .O-2.0mm block
Osteograft / N-300 /N-700	CeraMed	Granular 250-420mm Granular 420-1000mm

Bovine derived graft material not used in dentistry: Endobon@, Laddecm

XENOENXERTOS NA REGENERAÇÃO PERIODONTAL:

Fontes :

SUBSTITUTOS DE BOVINOS:

Os xenoenxertos derivados de osso bovino (BB) foram amplamente utilizados para a reconstrução do osso alveolar O osso bovino desproteinizado, frequentemente conhecido como BioOssTM, é a fonte de materiais de xenoenxerto mais utilizada na indústria dentária.

Afirma-se que provêm de manadas jovens de animais jovens cuidadosamente criados e altamente selecionados - normalmente vitelos jovens - que estão livres de todas as doenças conhecidas. Um método químico de processamento a baixa temperatura preserva a estrutura mineral com um rácio de fosfato de cálcio de 2,1:1 e uma porosidade de 75 a 80%, ou seja, semelhante à hidroxiapatite natural, ao mesmo tempo que elimina todos os componentes orgânicos.

A estrutura porosa apresenta uma vasta área de superfície e promove o crescimento de novos vasos sanguíneos através da angiogénese, o que aumenta o crescimento ósseo[19].

Devido à sua melhor estabilidade e imunogenicidade mínima, os substitutos ósseos bovinos têm sido amplamente utilizados no levantamento do seio maxilar e em tratamentos com implantes. De acordo com 24 estudos, 39% do novo osso formou-se nos locais de defeito do seio maxilar tratados com BioOssTM após 6 meses, o que foi comparável a 40% do novo osso formado no mesmo local após tratamento com osso de auto-enxerto. Além disso, descobriram que 31% do BioOssTM que foi enxertado permaneceu no local do enxerto, em comparação com apenas 18% do osso de auto-enxerto. Com qualidades osteocondutoras e uma estrutura cristalina semelhante à do osso real, diz-se que o Bio-Oss se reabsorve num prazo de 12 a 24 meses[21].

Num estudo em que o Bio-Oss foi combinado com fibras de colagénio de porco e enxertado em lesões periodontais de caninos, Clergeau et al. (1996) exploraram a aplicação periodontal do Bio-Oss. Após o procedimento regenerativo, os animais foram abatidos 6, 18 e 36 semanas mais tarde. Os resultados mostraram que os locais implantados com material de colagénio-Bio-Oss tinham uma maior reparação óssea do que os locais de controlo.

Existem outros produtos comercialmente disponíveis feitos de osso bovino, incluindo o OsteoGrafTM e o CeraboneTM. Estes produtos, incluindo o BioOssTM, têm caraterísticas estruturais e bioquímicas muito comparáveis às do osso humano e podem ser utilizados como materiais de enxerto osteocondutores eficazes.

Os xenoenxertos ósseos bovinos têm uma série de benefícios, mas também alguns inconvenientes. Uma substância utilizada terapeuticamente em periodontologia ou na regeneração do osso alveolar deve ser incontaminada e segura para a saúde do paciente a longo prazo. Múltiplas formas de sinusite, uma bola fúngica maxilar, deslocamento de material, inflamação persistente e outras reacções inflamatórias, e uma reação a um corpo estranho estão entre as consequências graves que foram registadas. Portanto, a eficácia e a legitimidade dos enxertos feitos de osso bovino devem ser questionadas, e novos procedimentos utilizando vários materiais devem ser tentados[19].

SUBSTITUTOS DE SUÍNOS:

Pensa-se que as alternativas recentemente criadas, geradas a partir de suínos, se assemelham ao osso humano em termos de estrutura e desenvolvimento. O material de enxerto ósseo anorgânico poroso do tecido de enxerto ósseo porcino é composto principalmente por fosfato de cálcio. Estes são fabricados através da remoção dos materiais orgânicos do osso de suíno e são apresentados sob a forma de grânulos com tamanhos de partículas de 0,25-1 mm e 1-2 mm (Gen-Os®).

Apresentam caraterísticas osteocondutoras e um risco mínimo de propagação de doenças. O colagénio suíno proporciona uma excelente osteocondutividade, sobrevivência celular e desenvolvimento de células semelhantes a osteoblastos in vitro. A matriz mineral óssea anorgânica biocompatível estimula a produção e o crescimento de novo osso no local de implantação graças à sua estrutura de porosidade macro e microscópica interligada[20].

SUBSTITUTOS DE EQUÍDEOS :

 Os substitutos ósseos derivados de equídeos têm a capacidade de induzir a diferenciação osteoblástica e a angiogénese. Além disso, a presença de osso neoplásico associado a efeitos de remodelação foi observada em torno do material de enxerto 6 meses após a cirurgia, no caso de uma elevação do seio maxilar bem sucedida.

SUBSTITUTOS MARINHOS :

Devido às suas redes estruturais distintas, os esqueletos marinhos podem servir de modelos para o desenvolvimento de tecidos humanos. São frequentemente utilizados corais, esponjas, conchas de moluscos, chocos e espinhas de peixe. Os andaimes feitos de esqueletos de coral e fosfatos de cálcio de coralina convertida são bons.

Os carbonatos e fosfatos de cálcio, como a hidroxiapatite, têm semelhanças com os constituintes minerais dos ossos. O carbonato esquelético de coral também possui propriedades arquitectónicas únicas, como a porosidade, o tamanho dos poros e a interconectividade dos poros, que são importantes na regeneração periodontal[19]. Foi relatado um ganho significativo no nível de fixação clínica, redução da profundidade de sondagem e preenchimento de defeitos. Devido às fracas propriedades mecânicas exibidas pelo quitosano, este é frequentemente combinado com outros materiais, como a gelatina, os fosfatos de cálcio e o biovidro, para proporcionar propriedades mais desejáveis[19].

Os andaimes derivados de espinhas de peixe e de escamas de peixe (FSS) são outra alternativa à matriz óssea desmineralizada (DBM) em relação aos enxertos de osso bovino. A matriz óssea desmineralizada tem sido praticada com sucesso em vários estudos para preencher defeitos, reconstruir fracturas crânio-maxilofaciais, colmatar grandes defeitos ósseos e de alto risco e induzir a formação óssea. Assim, estes biomateriais de base marinha oferecem uma excelente osteocondutividade e apoiam a adesão, proliferação e diferenciação das células, tornando-os uma opção atractiva no cenário regenerativo.

IMUNOGENICIDADE :

Os estudos histológicos realizados em animais demonstraram que os xenoenxertos, como o ABB, são materiais biocompatíveis que provocam uma inflamação mínima, sem a indução de reacções de corpo estranho, e a sua utilização resulta geralmente numa cicatrização normal e sem intercorrências.

APLICAÇÕES CLÍNICAS :

ENGENHARIA DE TECIDOS EM MEDICINA DENTÁRIA :

O colagénio, os alginatos e outros biomateriais marinhos têm sido utilizados para uma série de aplicações. O colagénio da tilápia ajuda na regeneração da polpa e da dentina. Além disso, aumenta a sobrevivência das células estaminais do ligamento periodontal humano e regula a expressão de marcadores osteogénicos, o que apoia a regeneração do osso alveolar. Em medicina dentária, o colagénio extraído do peixe pode ser utilizado como membranas, sistemas de administração local e agentes hemostáticos. Devido à sua excelente biocompatibilidade, bioatividade e qualidades antibacterianas, o quitosano é outro agente importante que pode ser utilizado numa vasta gama de aplicações dentárias. Os hidrogéis de quitosano são utilizados para tratar a periodontite crónica através do preenchimento de defeitos ósseos. Os andaimes feitos de quitosano ajudam na regeneração da polpa e da dentina[19].

DEFEITOS DE FURCA :

O ganho de inserção clínica, a redução da profundidade da bolsa e as alterações da posição da margem gengival foram utilizados como medidas de melhoria dos resultados clínicos após a aplicação de osso bovino anorgânico com ou sem GTR no tratamento de anomalias da furca de classe III. As falhas de furca foram melhor resolvidas quando o GTR com membrana de colagénio bioabsorvível e osso bovino anorgânico/colagénio foram combinados.

A terapia combinada parece funcionar melhor para defeitos ósseos mais graves, incluindo defeitos de furca de classe II e defeitos intra-ósseos com uma ou duas paredes.

Além disso, os resultados clínicos a longo prazo, nomeadamente nas anomalias de furca, parecem ser estáveis quando o GTR e o material de enxerto de xenoenxerto são utilizados numa terapia combinada[20].

DEFEITOS INTRA-ÓSSEOS:

O número de paredes ósseas (1, 2 ou 3 paredes) e a profundidade do defeito (medida desde a altura da crista do osso até à profundidade do defeito) são frequentemente utilizados para descrever o defeito intraósseo. Em comparação com o desbridamento cirúrgico isolado, os transplantes ósseos oferecem melhores resultados clínicos no tratamento das anomalias ósseas periodontais. Quando comparados com as técnicas de desbridamento com retalho aberto, os enxertos ósseos melhoram os defeitos intra-ósseos aumentando o nível ósseo, diminuindo a perda de crista óssea, aumentando o nível de inserção clínica e diminuindo a profundidade das bolsas de sondagem. Quando comparado com os níveis pré-cirúrgicos, o osso bovino desproteinizado tem a capacidade de aumentar os efeitos da proteína da matriz do esmalte na redução da profundidade da bolsa de sondagem, aumentando os níveis de fixação clínica e acelerando o preenchimento do defeito. [Em várias investigações clínicas em humanos, o osso bovino desproteinizado foi investigado para defeitos periodontais isoladamente ou em combinação com osso autógeno, membranas de colagénio, derivados da matriz de esmalte ou matriz de colagénio. Pesquisas recentes demonstraram que a reparação periodontal obtida com a terapia GTR, com ou sem a adição de osso bovino desproteinizado, parece manter-se ao longo do tempo.

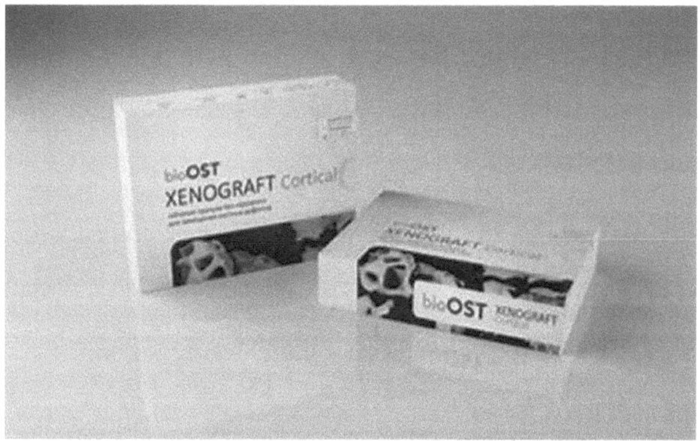

Fig : xenoenxerto

Procedimentos de elevação do seio :

Os substitutos ósseos mais comuns utilizados na cirurgia de elevação do pavimento do seio maxilar são os xenoenxertos feitos de osso bovino inorgânico. Existem também outras fontes, incluindo osso de cavalo e de porco. A biocompatibilidade, osteocondutividade, integração e reabsorção de um substituto ósseo podem ser afectadas por alterações nas suas qualidades físico-químicas. Numerosas publicações demonstraram operações de regeneração bem sucedidas em indivíduos que foram submetidos a um aumento de osso bovino no seio maxilar. O Osteoplant Osteoxenon® derivado de osso de equino é composto por tecido ósseo cortical e esponjoso flexível e é reabsorvível por ativação de osteoclastos, promovendo a formação de novo osso como um suporte[22].

 Preservação das tomadas:

Recentemente, alguns investigadores estudaram um substituto ósseo xenogénico que consiste em osso porcino corticocelular sob a forma de partículas com uma elevada porosidade e um diâmetro que varia entre 600 e 1000 micrómetros. Os procedimentos de preservação do rebordo utilizando osso porcino corticocancelo e membrana de colagénio limitaram a reabsorção do rebordo de tecido duro após a extração do dente em comparação com a extração isolada e permitiram uma posição mais favorável do implante. A análise histológica após 7 meses da remoção do dente mostrou percentagens mais elevadas de osso trabecular e tecido mineralizado total nos locais de preservação do rebordo em comparação com a extração isolada.

Cicatrização de feridas:

O colagénio de fontes marinhas teve efeitos estimulantes na proliferação de fibroblastos, na síntese de colagénio e na reepitelização, ajudando na contração de feridas e na reconstituição dérmica. Por conseguinte, são agentes valiosos para o fabrico de andaimes. O quitosano também está a ganhar atenção devido às suas qualidades desejáveis de não toxicidade, biocompatibilidade, biodegradabilidade e, por conseguinte, ajuda na cicatrização de feridas[23].

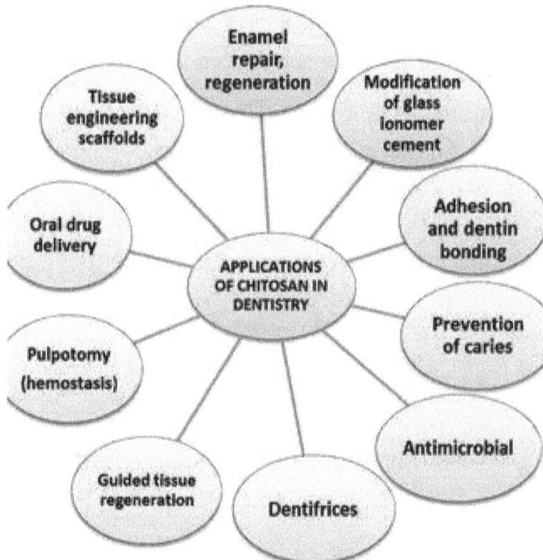

Fig : quitosano

Novo material de enxerto de mineral ósseo bovino natural com atelocolagénio tipo 1 integrado

Introdução :

O atelocolagénio foi o primeiro biomaterial natural com potencial aplicação como vetor de entrega de genes e é preparado por tratamento com pepsina a partir do colagénio de tipo I da derme da vitela. Os complexos de atelocolagénio/ADN podem ser fabricados em esferas, esponjas, membranas, minipellets, etc., sem utilização de calor ou de qualquer solvente orgânico. Além disso, uma concentração elevada de atelocolagénio permite que o complexo seja estável durante períodos prolongados, o que é vantajoso para um veículo de libertação sustentada[40]. Pelo contrário, uma concentração baixa de atelocolagénio resulta na formação de partículas complexas com um diâmetro de 100-300 nm, o que é considerado adequado para aplicações sistémicas. Além disso, o tratamento com atelocolagénio não alterou o nível de expressão dos genes relacionados com a toxicidade, o que sugere que é praticamente não tóxico e um potencial candidato a vetor de genes. O atelocolagénio foi utilizado com êxito em vários estudos de entrega de genes *in vitro* e *in vivo*.

O atelocolagénio é um derivado pouco imunogénico do colagénio obtido através da remoção dos componentes dos telopeptídeos N- e C-terminais (Ochiya et al., 1999), que se sabe induzirem antigenicidade nos seres humanos. Os telopeptídeos são removidos por tratamento do colagénio com pepsina de tipo I. O atelocolagénio resultante (300 kDa) tem uma estrutura tipo bastão, com 300 nm de comprimento e 1,5 nm de diâmetro. Uma vantagem do atelocolagénio em comparação com outros suportes experimentais é que já é utilizado clinicamente numa variedade de aplicações, incluindo a cicatrização de feridas, e como substituto da cartilagem óssea e agente hemostático (Ochiya et al., 2001).

Atelocolagénio tipo 1 na regeneração periodontal :

As recessões gengivais, resultantes da acumulação de placa bacteriana, da escovagem agressiva dos dentes, das doenças periodontais e do tratamento ortodôntico, constituem um problema de grande dimensão para a população. O tecido conjuntivo gengival é constituído predominantemente por fibroblastos (5%), além de outras células, como mastócitos, macrófagos, granulócitos neutrófilos, linfócitos e plasmócitos, presentes na lâmina própria da mucosa oral. A matriz extracelular contém glicosaminoglicanos, como o ácido hialurónico, o sulfato de dermatano e o sulfato de heparano, proteoglicanos, glicoproteínas e fibras, como as fibras de reticulina, fibras de colagénio, oxitalano e fibras elásticas. As fibras de colagénio (65% do volume) desempenham um papel fundamental na arquitetura gengival da gengiva saudável, bem como na progressão da doença periodontal. O nível de perda de colagénio é destacado como o principal marcador deste processo. Os primeiros sinais de perda de colagénio na área perivascular são observados na primeira fase da gengivite (lesão inicial). Isto deve-se ao facto de, nesta fase, quase 70% do colagénio estar destruído em torno do infiltrado celular. Os principais grupos de fibras afectados durante este processo são as fibras circulares e as dentinogengivais. Na lesão estabelecida, existe uma relação adversa entre o número de células inflamatórias e a quantidade de colagénio intacto[39]. O processo inicia-se apicalmente ao epitélio juncional e espalha-se para o ligamento periodontal. As actividades de várias enzimas, como a colagenase e a fagocitose, são mecanismos associados à degradação do colagénio. O colagénio é uma proteína essencial da matriz do tecido conjuntivo, que influencia a migração dos queratinócitos para locais danificados da epiderme ou do epitélio, e é um componente importante para acelerar a cicatrização de feridas e a regeneração dos tecidos. Durante o período embrionário, o tipo de colagénio predominante na gengiva, denominado "colagénio fetal", é o colagénio tipo III.

Após o nascimento, o colagénio de tipo III é gradualmente substituído pelo colagénio de tipo I, que se torna o tipo dominante. No entanto, o tipo III é detectado no retículo, o tipo V na área pericelular e o tipo IV nas membranas basais dos vasos sanguíneos. As fibras de colagénio do tipo I situam-se na camada profunda dos tecidos conjuntivos gengivais e as do tipo III nas camadas mais superficiais. Existem duas cadeias $\alpha 1$ e uma $\alpha 2$, mas três cadeias $\alpha 1$ idênticas são a diferença na estrutura da tripla hélice dos colagénios tipo I e III. Tanto as moléculas colagénicas como as não colagénicas são combinadas para criar fibrilas. O colagénio para a produção de biomateriais pode ser extraído de animais e seres humanos (cadáveres, placenta, saco amniótico) [6] ou pode ser sintetizado utilizando técnicas recombinantes . Para a extração de tecido animal, são utilizados dois métodos diferentes: digestão com pepsina ou solubilização ácida, obtendo-se duas formas diferentes de colagénio: atelocolagénio e tropocolagénio. [37]

O atelocolagénio é preferido para utilização comercial devido à antigenicidade inter-espécies associada ao determinante p localizado nos telopeptídeos [29]. Por esta razão, tanto o colagénio alogénico como o xenogénico são amplamente reconhecidos como biomateriais seguros. O colagénio é visto como um dos biomateriais mais valiosos, devido à sua excelente biocompatibilidade, fraca antigenicidade e biodegradabilidade. Os produtos de colagénio podem ter várias formas, tais como líquido, gel, membrana e grânulos. Isto torna-o muito útil em aplicações médicas, especialmente para a engenharia de tecidos: mucosa oral, tecido gengival e ósseo, regeneração e estimulação da pele, bem como um suporte para vasos sanguíneos e válvulas artificiais. Atualmente, está disponível colagénio injetável, não só como enchimento de tecidos, mas também como bioestimulador do tecido conjuntivo. Esta forma de colagénio é tradicionalmente utilizada para aplicações na pele; no entanto, podem esperar-se resultados semelhantes após a estimulação do colagénio na mucosa oral, uma vez que esta também contém tecido conjuntivo. A forma injetável de atelocolagénio é um material promissor para a regeneração e estimulação dos tecidos moles gengivais e permite reduzir o número de procedimentos e apoiar uma variedade de cenários cirúrgicos, de acordo com um estudo recente realizado por Marzena Wyganowska-Swiatkowska 1 em 2020 no Departamento de Cirurgia Dentária e Periodontologia da Universidade de Ciências Médicas de Poznan, Polónia. Neste estudo, 18 doentes, 97 recessões gengivais classe I de Miller, foram divididos de acordo com a altura da recessão, a perda de papilas gengivais e a espessura da gengiva. O atelocolagénio (Linerase, 100 mg) foi injetado na gengiva queratinizada duas ou três vezes, com intervalos de duas semanas. Foram observadas alterações estatisticamente significativas na recessão gengival, na quantidade de perda de papilas gengivais e na espessura da gengiva, após duas e três injecções de colagénio. Embora o grau (altura) de recessão tenha diminuído e a espessura do tecido gengival tenha aumentado com cada injeção, não houve diferença na perda de papilas gengivais entre a segunda e a terceira injecções de colagénio. Este foi o primeiro exame clínico do resultado do tecido gengival feito após o tratamento da recessão gengival com a forma injetável de atelocolagénio[37].

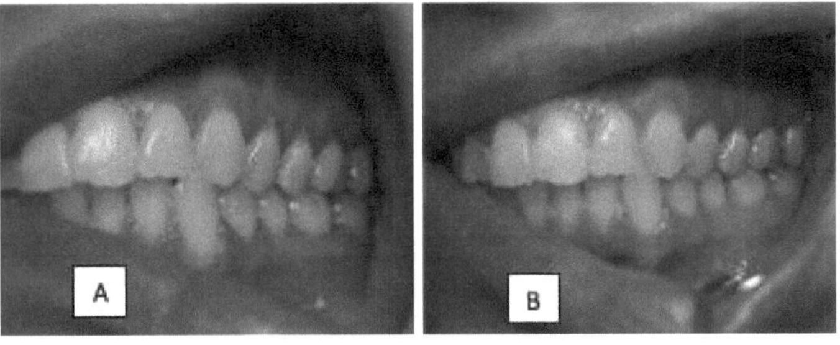

Paciente com recessões de Miller classe I na arcada superior e inferior antes (A) e após 3 injecções de Atelocolagénio (B)

Em 2018, foi realizado um estudo in vivo utilizando um modelo animal (ovelha). Quatro cilindros ocos de titânio com 4,0 mm de diâmetro interno e 8 mm de comprimento, denominados "câmaras de crescimento ósseo" (BGC), foram inseridos em duas mandíbulas de ovelhas. No lado direito de cada animal, a BGC foi preenchida com o novo enxerto de osso bovino natural com atelocolagénio tipo I integrado (grupo de teste), enquanto a BGC esquerda foi deixada vazia para ser preenchida apenas por coágulo sanguíneo (grupo de controlo). Após 2 meses de cicatrização, os animais foram sacrificados e foram efectuadas análises histológicas e morfométricas, tendo-se verificado que todas as câmaras de titânio estavam bem osseointegradas após 2 meses de cicatrização. No grupo de teste, foi encontrado osso recém-formado misturado com grânulos residuais que apareceram incorporados nas novas trabéculas.

<u>**Materiais sintéticos de substituição óssea**</u>

INTRODUÇÃO :

Um enxerto ósseo autólogo continua a ser o material ideal para a reparação de defeitos craniofaciais, mas a sua disponibilidade é limitada e a colheita pode estar associada a complicações. Como alternativa, os materiais de substituição óssea têm uma longa história de sucesso. Com os crescentes avanços tecnológicos, o espetro de materiais de enxerto alargou-se a aloenxertos, xenoenxertos e materiais sintéticos, proporcionando vantagens específicas a cada material. Está disponível um grande número de substitutos de enxertos ósseos, incluindo preparações de aloenxertos ósseos, tais como matriz óssea desmineralizada e materiais à base de cálcio. Cada vez mais materiais de substituição são constituídos por um ou mais componentes: uma matriz osteocondutora, que suporta o crescimento de novo osso; e proteínas osteoindutoras, que sustentam a mitogénese de células indiferenciadas; e células osteogénicas (osteoblastos ou precursores de osteoblastos), que são capazes de formar osso no ambiente adequado. Todos os substitutos podem substituir o osso autólogo ou expandir uma quantidade existente de enxerto ósseo autólogo.

Uma vez que a compreensão das propriedades de cada material permite conceitos de tratamento individuais, esta revisão apresenta uma visão geral dos princípios da substituição óssea, os tipos de materiais de enxerto disponíveis e considera as perspectivas futuras. Os substitutos ósseos estão a passar por uma mudança de um simples material de substituição para um biomaterial composto criado individualmente com propriedades osteoindutoras para permitir uma melhor ligação entre defeitos.

ANTECEDENTES HISTÓRICOS :

O avanço no desenvolvimento atual dos materiais de substituição óssea (MBS) foi inicialmente conseguido por Barth e Ollier, que realizaram experiências em animais para estudar pela primeira vez diferentes materiais de substituição óssea (Barth, 1895). Historicamente, os enxertos ósseos autógenos, aloenxertos e uma variedade de biomateriais têm sido utilizados para a reparação de defeitos ósseos e para o aumento de osso comprometido. O substituto ideal do enxerto ósseo é biocompatível, bioreabsorvível, osteocondutor, osteoindutor, estruturalmente semelhante ao osso, fácil de utilizar e económico.

Os problemas relacionados com a disponibilidade do material de enxerto, a morbilidade no local do dador, a imunogenicidade e a integridade biomecânica têm limitado o seu sucesso. Um número crescente de materiais de enxerto ósseo com origens completamente diferentes está disponível comercialmente para muitas aplicações em todo o corpo humano. São variáveis na sua composição, no seu mecanismo de ação e, por conseguinte, nas suas indicações.

As BSM são geralmente consideradas como uma alternativa muito importante ao enxerto ósseo em cirurgia dentária, implantologia e periodontologia[41], diminuindo a morbilidade do local doador e garantindo simultaneamente um nível quase ilimitado de disposição de material. Desta forma, uma grande variedade de defeitos ósseos pode ser reparada com a BSM. Devido aos desenvolvimentos actuais, os BSM inovadores com novas propriedades químicas, estruturais e subsequentes propriedades biológicas irão abranger uma série de requisitos de modo a imitar as caraterísticas do defeito ósseo. Crucial para o sucesso clínico das BSM são as suas interações com as estruturas e células dos tecidos adjacentes, devido a uma estrutura de interconexão macroporosa de diâmetro superior a 100 microns que promove a infiltração celular, o crescimento ósseo e a vascularização. No contexto de grandes aumentos ósseos, o osso autógeno continua a ser utilizado como o material de eleição. No entanto, em determinados contextos clínicos e indicações apropriadas, pode ser adequada uma combinação de BSM com tecido/células vivas ou apenas BSM.

AS FUNÇÕES DA BSM SÃO AS SEGUINTES :

- manutenção do espaço para a regeneração óssea
- pré-definição da forma anatómica desejada
- funções de suporte do periósteo e das membranas associadas
- aceleração da remodelação óssea
- guia estrutural osteocondutor para a regeneração de tecido ósseo
- substância transportadora para antibióticos, factores de crescimento ou abordagens por terapia genética (Rupprecht et al., 2007, Fischer et al., 2011, Maus et al., 2008a, Smeets et al., 2009, Kolk et al., 2011)
- suportes para abordagens de engenharia de tecidos

OS REQUISITOS PARA UM BSM IDEAL SÃO :

- biocompatibilidade

- osteoindução e osteopromoção/osteocondução
- porosidade
- estabilidade sob tensão
- reabsorvibilidade/degradabilidade
- plasticidade
- esterilidade
- integração estável e duradoura dos implantes.

VÁRIOS FORMULÁRIOS BSM :

BSMS DE ORIGEM NATURAL :

- Os materiais são subdivididos em enxertos ósseos colhidos e substitutos de enxertos: autógenos (do mesmo indivíduo), alógenos (da mesma espécie), xenógenos (outras espécies).

MATERIAIS SINTÉTICOS (ALOPLÁSTICOS) :

- cerâmicas: vidros biológicos, TCP, HA e cimentos de ionómero de vidro
- metal: titânio
- polímeros: polimetilmetacrilato, polilactidos/poliglicolidos e copolímeros

- cimentos: cimentos de fosfato de cálcio (CP)

MATERIAIS COMPÓSITOS

- Em casos ideais, os materiais biossintéticos compósitos têm actividades osteocondutoras, osteogénicas e osteoindutoras.

BSM COMBINADO COM FACTORES DE CRESCIMENTO :

- De entre os factores de crescimento ósseo testados em localizações heterotópicas e ortotópicas, as proteínas morfogénicas ósseas (BMPs), quer na forma nativa (BMP) quer na forma recombinante (rhBMPs), parecem ser as mais eficazes e, por conseguinte, as mais promissoras.

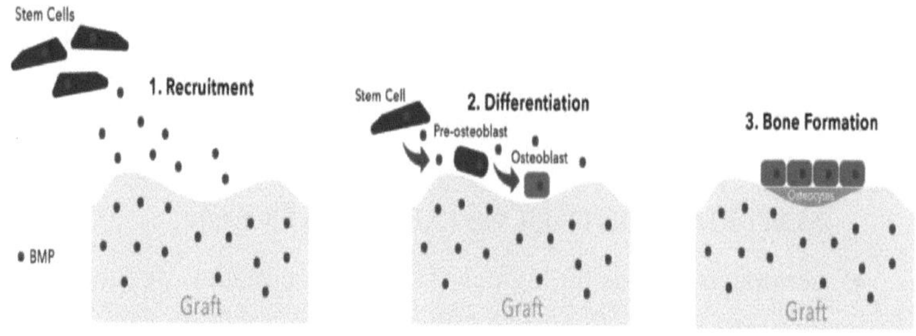

Os enxertos ósseos baseados em factores de crescimento desempenham um papel ativo na cicatrização óssea através da estimulação celular baseada em proteínas.

BSM COM CÉLULAS VIVAS :

- Os transplantes biossintéticos compostos consistem num transportador como suporte osteocondutor combinado com células osteogénicas e/ou factores de crescimento (Lane et al., 1999, Vaccaro et al., 2002). Um "enxerto combinado" contém células osteogénicas e citocinas juntamente com uma BSM como matriz osteocondutora sintética[42]

Cerâmica e compósitos cerâmicos:

Os substitutos ósseos cerâmicos são substitutos ósseos sintéticos típicos à base de cálcio, já aprovados em termos de estabilidade e efeito. Tendo em conta os problemas com o osso autógeno e o osso alogénico, a cerâmica osteocondutora com biodegradação atrai atualmente uma atenção considerável. Para que o enxerto sintetizado exerça os seus efeitos biológicos, são necessárias várias condições: compatibilidade com

A cerâmica é composta por vários tipos de fosfato de cálcio, incluindo hidroxiapatite (HA) e fosfato tricálcico (TCP), ou (sulfato de cálcio), ou os seus compostos. Atualmente, vários tipos de produtos cerâmicos são compostos por fosfato de cálcio, incluindo hidroxiapatite (HA) e fosfato tricálcico (TCP), ou (sulfato de cálcio), ou os seus compostos.

A cerâmica não tem limitações de quantidade, não apresenta risco de morbilidade e infeção da zona dadora e é fácil de esterilizar e armazenar. No entanto, a aplicação primária da cerâmica centra-se principalmente em defeitos ósseos, como fracturas com depressão articular, porque a cerâmica é frágil e tem pouca resistência mecânica. Uma vez que a quantidade de reabsorção da cerâmica varia consoante o material, se a reabsorção não ocorrer corretamente, poderá impedir a remodelação óssea. Como resultado, a velocidade da união óssea e o processo de remodelação para obter uma resistência adequada são atrasados. Além disso, devido à sua fragilidade, é difícil moldar a cerâmica numa forma desejada durante a operação. O processo de remodelação depende principalmente da biodegradabilidade da cerâmica[43], neste momento, o material que não é absorvido biologicamente impede o processo de remodelação e torna-se uma região de concentração de tensões mecânicas. Uma absorção demasiado lenta impede a remodelação óssea, e uma absorção demasiado rápida reduz a estabilidade mecânica e provoca a formação de tecido fibroso em vez de osteogénese.

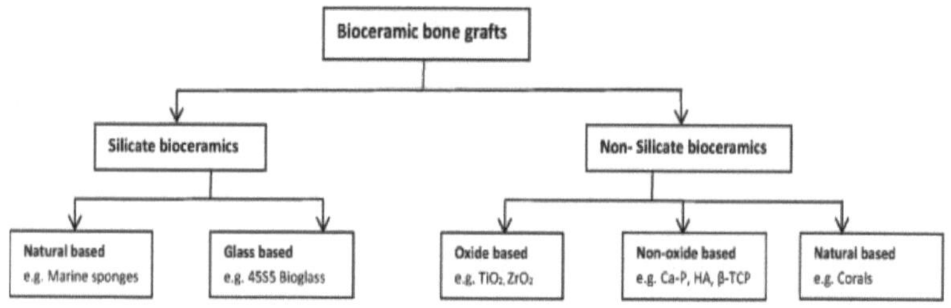

Classificação dos enxertos ósseos biocerâmicos

Hidroxiapatite (HA)

O HA é uma cerâmica bioactiva e um dos principais minerais do osso. Dada a sua densidade, a HA com uma estrutura porosa é facilmente bioabsorvível e apresenta uma boa osteocondutividade. Por conseguinte, quando é introduzida in vivo, os tecidos ósseos circundantes crescem e progridem gradualmente através da substituição óssea. Relativamente às caraterísticas materiais do AH, pode ser

inserida de acordo com a forma de uma região defeituosa. Além disso, é facilmente absorvido, não gera metabolitos que impeçam a osteogénese e quase não provoca reacções de corpo estranho devido à sua excelente biocompatibilidade. A HA tem uma resistência à compressão e à tração muito elevada em comparação com o TCP. Uma vez que a HA é lentamente degradada e retida in vivo durante um longo período de tempo, impede a remodelação óssea, aumenta a vulnerabilidade mecânica do novo osso e permanece como um fator de tensão permanente.

Fosfato tricálcico (TCP)

O fosfato tricálcico é um fosfato de cálcio osteocondutor e tem a composição química mais semelhante à do osso humano. Tem uma melhor absorção do que a hidroxiapatite (HA). É mais poroso do que a HA e apresenta uma fraca resistência mecânica e uma absorção rápida. O TCP mais poroso sofre biodegradação no prazo de 6 semanas após a sua introdução no defeito ósseo. Uma vez que a sua resistência à compressão e à tração é muito semelhante à do osso esponjoso, é utilizado em regiões sem carga mecânica. Além disso, o TCP tem melhor osteocondutividade e biocompatibilidade do que o cimento ósseo convencional com PMMA, e é possível injetar o TCP com uma seringa num defeito ósseo ou no local de inserção do parafuso em caso de fixação de uma fratura. Como outro componente principal, o polifosfato está altamente concentrado nos osteoblastos e está envolvido na mineralização do metabolismo ósseo. Em contraste com a HA, o TCP cerâmico é biodegradado rapidamente in vivo. É biodegradado no prazo de 4-8 semanas após o enxerto, sendo difícil obter uma formação óssea adequada durante o período inicial. Tendo em conta estas propriedades, é fabricada uma cerâmica bifásica com uma mistura de HA e TCP. Dependendo da proporção da mistura destes dois componentes, é possível ajustar a velocidade e o grau de absorção e a resistência mecânica

Cimento de fosfato de cálcio (CPC)

A descoberta do primeiro CPC ocorreu coincidentemente através da observação da solubilidade do fosfato de cálcio em 1986. O CPC é constituído por fosfato de cálcio. Os cimentos de fosfato de cálcio (CPC) são frequentemente utilizados para reparar defeitos ósseos. Atualmente, os CPC são definidos como uma combinação de um ou mais pós de fosfato de cálcio que, ao serem misturados com uma fase líquida, formam uma pasta capaz de se fixar e endurecer in situ no local do defeito ósseo para formar um suporte. A reação de dissolução-precipitação à temperatura corporal é uma das mais importantes

caraterísticas do CPC, o que facilita a sua capacidade de moldar e preencher o defeito ósseo. A injectabilidade, uma das vantagens do CPC, permite

aplicação do CPC em cirurgia minimamente invasiva. Por conseguinte, é utilizado clinicamente para preencher defeitos corticais metafisários ou subcondrais causados por fratura articular. Uma vez que a CPC tem a propriedade material da cerâmica, podem ser utilizados aditivos bioabsorvíveis, como o quitosano ou malhas de Vicryl, para melhorar a resistência mecânica[49]. A CPC tem osteocondutividade; é gradualmente absorvida no processo de remodelação óssea e é substituída por um novo osso. Atualmente, o paradigma avançou para a melhoria das interações biológicas do CPC, como a engenharia do tecido ósseo, para além da melhoria da resistência mecânica do CPC e da adição de células e factores de crescimento no cimento. Além disso, a impressão 3D para o fabrico de andaimes de CPC está a desenvolver-se rapidamente com um elevado grau de precisão. Aqui, o CPC impresso em 3D oferece benefícios específicos para aplicações clínicas, incluindo fácil adaptação e fixação, tempo cirúrgico reduzido e bons resultados estéticos.

Além disso, com os recentes avanços na engenharia de tecidos, foi proposta e enfatizada a "regeneração de tecidos por tecidos naturais" em vez da "substituição de tecidos por biomateriais". Esta nova ênfase na engenharia de tecidos é reforçada pela excelente interação biológica do CPC, como a osteocondutividade, a osteoindutividade, a biodegradabilidade e a bioatividade

Sulfato de cálcio

O sulfato de cálcio é utilizado clinicamente para o preenchimento de defeitos, como cavidades ósseas e defeitos ósseos segmentares, além do uso de expansão para fusão espinhal e até mesmo para preenchimento de sítio de coleta de osso autógeno. Através da recristalização, torna-se um material sólido e confere estabilidade mecânica à região onde é inserido. O sulfato de cálcio normalmente sofre biodegradação dentro de 6-8 semanas após sua inserção no defeito ósseo. Dada a sua falta de porosidade, o sulfato de cálcio tem uma osteocondutividade limitada. Dada a sua desvantagem mecânica e a sua rápida reabsorção. Em comparação com o fosfato de cálcio, o sulfato de cálcio não é frequentemente utilizado[50].

PROPRIEDADES E VIAS DE SÍNTESE DE CADA COMPOSIÇÃO DE SUBSTITUTOS ÓSSEOS ALOPLÁSTICOS :

Sabe-se que as propriedades dos substitutos ósseos aloplásticos variam de acordo com as suas composições, como se segue.

CP é um termo genérico que descreve de forma vaga várias composições. A LeGeros descreveu os seguintes tipos de compostos de CP disponíveis no mercado: (1) HA de cálcio: Ca10(PO4)6(OH)2, de origem natural (coralina ou bovina) ou sintética; (2) β-TCP: Ca3(PO4)2; (3) BCP, constituído por uma mistura de β-TCP e HA; e (4) CPs não sinterizados.

O AH puro (Ca10(PO4)6(OH)2) é um dos compostos de PC menos solúveis e não se encontra em sistemas biológicos. O AH sintético é preparado através de numerosas técnicas, geralmente divididas em (1) reacções químicas em estado sólido ou (2) reacções por via húmida. Estas preparações têm temperaturas de sinterização distintas.

O β-TCP (β-Ca3[PO4]2) é um dos dois polimorfos do TCP. Normalmente, o β-TCP é preparado através da sinterização de HA deficiente em cálcio a altas temperaturas. Pode também ser preparado a temperaturas mais baixas em meios sem água ou por interações químicas ácido-base no estado sólido[51].

Os vidros bioactivos (BGs) são materiais amorfos, baseados em óxidos ácidos (por exemplo, pentóxido de fósforo), sílica (ou óxido de alumina) e óxidos alcalinos (por exemplo, óxido de cálcio, óxido de magnésio e óxido de zinco). As BGs possuem um sistema de poros interconectados e estão disponíveis em formas compactas e porosas. A bioatividade da superfície da BG permite o crescimento de tecido ósseo.

O SC é o material de substituição óssea cerâmico mais antigo, descrito pela primeira vez por Dressman em 1892 para o preenchimento de defeitos ósseos em pacientes humanos. Estudos recentes continuam a demonstrar as propriedades de cicatrização óssea do SC [40,41]. O pó de hemi-hidrato de CS ($CaSO_4$-1/2H2O) é hidratado para formar o di-hidrato de CS ($CaSO_4$-2H2O), sofrendo uma ligeira reação exotérmica para se fixar numa forma sólida.

A taxa de reabsorção dos enxertos ósseos é uma caraterística que os clínicos consideram muito importante; existe uma variabilidade substancial entre os materiais aloplásticos. Sabe-se que o AH requer um longo intervalo de tempo para ser substituído por osso nativo devido à sua baixa taxa de substituição. Se se planear o enxerto do alvéolo e a reentrada precoce para a colocação do implante, pode não haver tempo suficiente para a formação óssea. Por outro lado, se o objetivo for a correção de um defeito de contorno (por exemplo, um defeito vestibular no local de um dente em falta) e a maior parte do implante for inserida no osso nativo para osseointegração, um material de substituição lenta proporcionará, presumivelmente, a manutenção do espaço a longo prazo[53].

O β-TCP é provavelmente mais conhecido pela sua rápida reabsorção. Lambert et al. compararam a cicatrização de seios paranasais de coelhos aumentados com xenoenxerto, BCP e β-TCP puro. Cada material apoiou a formação de novo osso, mas a arquitetura óssea diferiu entre os materiais. Dois meses após o aumento, o xenoenxerto tinha formado uma ponte óssea íntima entre as partículas, enquanto o enxerto de β-TCP não apresentava formação óssea. Aos 6 meses após o aumento, não havia mais nada no enxerto de β-TCP. Estes resultados implicaram uma reabsorção mais rápida da fase pura do β-TCP em comparação com o xenoenxerto e o BCP. Noutro estudo, Jensen et al. criaram defeitos nas mandíbulas de mini-porcos e enxertaram-nos com autoenxerto, xenoenxerto ou β-TCP; depois, colheram secções ósseas após 1, 2, 4 ou 8 semanas. Em consonância com os resultados de outros estudos, verificaram que os auto-enxertos e o β-TCP produziram ligeiramente mais osso novo durante a cicatrização inicial (após 4 semanas).

O BCP é uma combinação de dois materiais aloplásticos, geralmente β-TCP e HA, com rácios ajustados para manipular potencialmente as suas propriedades biomédicas. Cordaro et al. efectuaram um ensaio aleatório controlado que comparou a cicatrização óssea em seios paranasais humanos enxertados com BCP ou xenoenxerto 6 a 8 meses após o enxerto. Os materiais diferiram durante a cicatrização posterior, de tal forma que permaneceu menos material sintético residual, em comparação com o material de xenoenxerto (26,6%). Mahesh et al. enxertaram alvéolos humanos com BGs, comparando depois a formação óssea com a obtida com xenoenxertos. Formou-se significativamente mais osso novo a partir da massa BG (36-57%) entre 4 e 6 meses após o enxerto. Para além disso, a BG reabsorveu aproximadamente 20% por mês. Ao contrário dos compostos de CP de reabsorção mais lenta, os compostos de CS reabsorvem relativamente depressa, geralmente no prazo de 8 semanas e certamente até 6 meses após o enxerto[54].

Produtos de enxerto ósseo aloplástico para regeneração periodontal e óssea :

No contexto da regeneração periodontal, os materiais de enxerto ósseo são necessários para aumentar o espaço em pacientes com defeitos não contidos, tais como defeitos de uma parede e envolvimento de furca classe II. De preferência, os substitutos ósseos aloplásticos serão completamente reabsorvidos. Um estudo anterior demonstrou que os produtos não reabsorvíveis, como a HA sinterizada a altas temperaturas, tendem a não ser utilizados para a regeneração periodontal, devido à preocupação de que os materiais de enxerto ósseo residuais possam causar uma inibição a longo prazo da formação de tecido periodontal e uma fraca resistência devido à reinfeção. Para uma reabsorção completa do substituto ósseo, 3-6 meses é um intervalo adequado, considerando a velocidade da remodelação óssea e a criação de espaço. Em contraste, os materiais com taxas de reabsorção lentas são necessários em situações que envolvem ROG e elevação do seio maxilar, onde é necessária uma criação de espaço robusta e estabilidade primária do implante [59]. Embora o osso autólogo seja geralmente considerado o padrão de ouro, o osso autólogo de utilização única não é adequado para a ROG devido à sua elevada taxa de reabsorção. A seleção de um produto com uma taxa de reabsorção adequada é necessária para cada situação clínica. Também enfatizamos que um procedimento cirúrgico apropriado deve ser considerado em situações clínicas. Este procedimento pode incluir a utilização concomitante de substitutos ósseos aloplásticos com factores de crescimento, ou a utilização de técnicas cirúrgicas alternativas como o enxerto em bloco onlay e a osteogénese de distração[55].

Eficaz para aplicações de campo húmido de osso a osso e de osso a metal, o revolucionário biomaterial Bone Adhesives: Tetranite

Introdução

Os adesivos ósseos podem ser sintéticos ou de origem biológica e/ou inspirados. O cimento ósseo de poli(metacrilato de metilo) (PMMA) é o exemplo mais conhecido de um adesivo sintético considerado para o osso. No entanto, têm pouca ou nenhuma adesão intrínseca ao osso (a adesão tem de ser melhorada através de vários pré-tratamentos ou modificações químicas), carecem de interação química, provocam uma produção de calor e retração significativas, não são biodegradáveis e o monómero de metacrilato de metilo é tóxico. Outros adesivos sintéticos incluem os cianoacrilatos, os poliuretanos, os sistemas à base de lactido-metacrilato, os cimentos de ionómero de vidro e outros. Estes sistemas tendem a ter uma força de adesão mais elevada do que os adesivos biológicos, mas apresentam frequentemente uma biocompatibilidade relativamente fraca e a maioria não é biodegradável em períodos de tempo clinicamente úteis. Os adesivos biológicos ou bioinspirados, incluindo os adesivos de fibrina, as proteínas adesivas de mexilhão e os polímeros miméticos, possuem uma boa biocompatibilidade e biodegradabilidade, mas têm frequentemente propriedades mecânicas fracas, o que resulta numa menor adesão ao osso[56].

PHRAGMATOPOMA CALIFORNICA VERME :

A capacidade de fazer ligações sólidas em condições húmidas é um dos principais obstáculos à conceção de um adesivo ósseo, mas as criaturas marinhas já encontraram uma solução para este problema.

A vida marinha que motiva a investigação sobre bioadesivos inclui é o verme Phragmatopoma californica , muitas vezes conhecido como o "verme castelo de areia", que junta grãos de areia e pedaços de concha numa concha tubular protetora à volta do seu corpo, utilizando um adesivo proteico. As proteínas muito ácidas e básicas, bem como uma quantidade significativa de iões Mg2+ e Ca2+, constituem o adesivo. A lisina, a histidina e a arginina constituem quantidades aproximadamente iguais de resíduos básicos, enquanto a fosfoserina domina os resíduos ácidos na cola natural.

TETRANITE COMO ADESIVO ÓSSEO :

Adesivo ósseo de tetranite e uma compreensão fundamental das suas propriedades em compressão uniaxial e cisalhamento. Além disso, utilizamos testes de adesivo de cisalhamento para explorar a capacidade do material para criar uma ligação adesiva fundamental entre osso cortical e esponjoso, titânio impresso em 3D liso e poroso, polieteretercetona (PEEK) lisa e porosa e ácido poliláctico (PLA) impresso em 3D liso e poroso. Ao considerar a versão lisa e porosa dos mesmos materiais, podemos determinar a capacidade do material para formar ligações adesivas e coesivas. Além disso, foi investigada a degradação e a formação de osso novo da tetranite colocada num defeito de tamanho crítico no côndilo femoral distal de um coelho. Em última análise, este novo adesivo ósseo pode inspirar tratamentos clínicos inovadores e de ponta de fracturas e fusões ósseas com e sem implantes. [110]

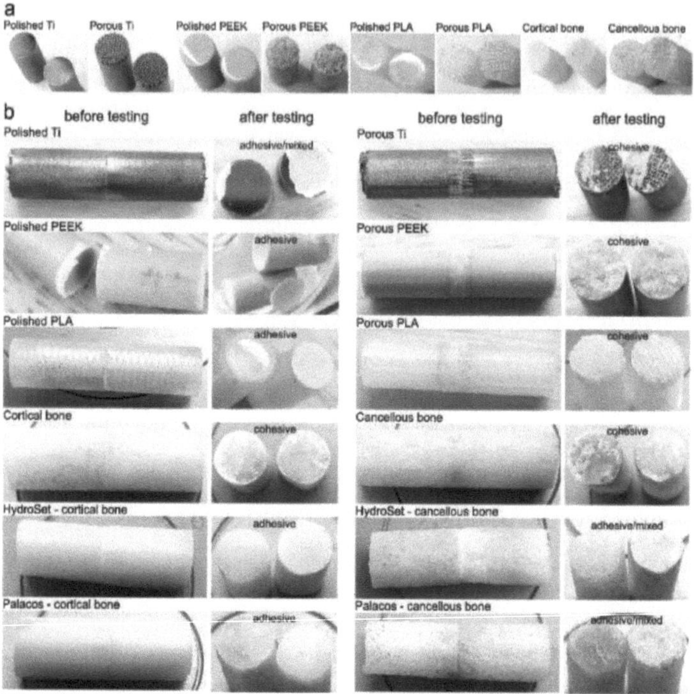

Figure 4. Adhesive shear testing samples. a) Cylinders of varied materials and porosity before adhesive shear testing; b) samples adhered together using the Tetranite bone adhesive, HydroSet, or Palacos (lower rows) before and after shear testing showing different adhesive failure modes: adhesive, mixed, and cohesive.

A tetranite é um biomaterial orgânico-mineral sintético, injetável, coesivo e autossuficiente que pode ser utilizado como um adesivo ósseo bioreabsorvível de campo húmido, parcialmente inspirado no conceito de como as espécies marinhas utilizam as suas proteínas adesivas para ligar os objectos debaixo de água. A figura ilustra uma visão geral da utilização da tetranite como adesivo ósseo.

Em primeiro lugar, o pó de tetranite é misturado com água numa proporção líquido-pó de 0,21 mL g-1 durante 20 s. Após a mistura com água, forma-se um líquido coesivo e viscoso, que mantém o seu carácter pegajoso até à presa (passo 1). O adesivo é aplicado na superfície do osso (passo 2), e as duas peças de osso são ligadas. Uma das principais vantagens do presente biomaterial é a sua capacidade inerente de fixar e manter o seu carácter adesivo, mesmo em ambientes aquosos (passo 3), à semelhança do bioadesivo produzido pelo verme do castelo de areia, o que resulta na possibilidade de aderir os ossos ou outros materiais, mesmo quando imersos em água (ou outro meio biológico, como o sangue). O endurecimento final do adesivo ósseo ocorre dentro de 10 minutos a partir do início da mistura (passo 4). Uma vez endurecido, é necessária uma força significativa para quebrar a ligação formada entre o adesivo e a superfície óssea. As amostras são então incubadas em solução salina tamponada com fosfato (PBS) a 37 °C, onde continuam a curar uma pequena quantidade antes da análise mecânica final. A tetranite provém de uma classe de CPCs. A sua composição inclui pós de TTCP e OPLS, que são misturados com água para produzir o adesivo ósseo mineral-orgânico bioreabsorvível. O TTCP é um ingrediente-chave nas CPC comerciais auto-regeneráveis que têm uma excelente biocompatibilidade e osteointegração, enquanto o OPLS está envolvido na cola de vermes de castelo de areia como o seu componente-chave, resultando numa adesão debaixo de água, e demonstrou influenciar positivamente o processo de remodelação óssea[112].

A combinação de TTCP e OPLS é única e é um exemplo de imitação de sistemas adesivos que ocorrem naturalmente.

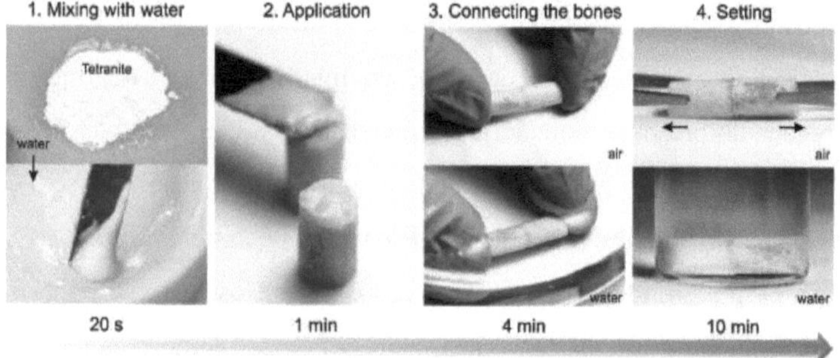

Aplicação de adesivo ósseo em ambiente seco e húmido. 1) O pó de tetranite é misturado com água; 2) A pasta adesiva é aplicada na superfície do osso; 3) Os ossos são ligados ao ar ou num ambiente aquoso; 4)

o adesivo ósseo endurece em 10 minutos, quer no ar quer em ambiente aquoso, e é necessária uma força significativa para separar os ossos.

Mecanismo de ação :

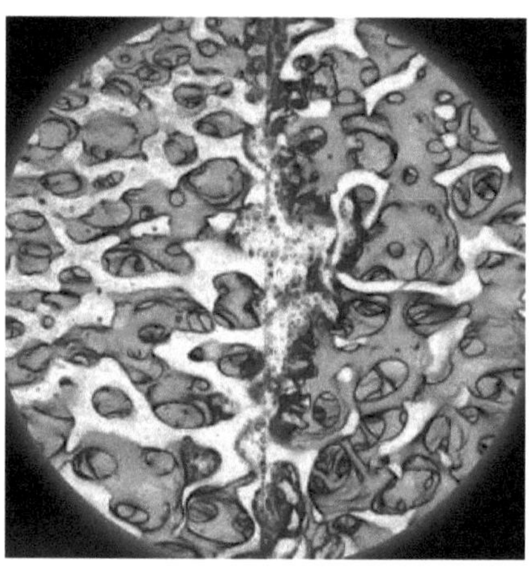

Micro mecanismo de adesivo ósseo de tetranite

Os componentes do Tetranite reagem em poucos minutos para produzir um sistema composto adesivo único. Após o endurecimento, a Tetranite é bioengenheirada para suportar tensões de tração e de cisalhamento tão elevadas como 3 MPa, semelhantes à resistência do osso esponjoso humano. A estrutura de Tetranite é osteocondutora e bioactiva, levando à eventual substituição da Tetranite por osso novo. Ao longo do tempo, a responsabilidade de suportar a carga é transferida para o novo tecido, de modo a manter a integridade mecânica[114].

FUNCIONAMENTO DA TETRANITE :

A tetranite combina de forma única dois compostos naturais - fosfato de tetracálcio (TTCP) e o aminoácido O-fosfo-L-serina (OPLS) - num meio aquoso. Após a cura in situ, o biomatrial forma um sólido multifásico que é predominantemente amorfo; no entanto, várias fases cristalinas em menor proporção incluem (a) fosfoserina-monohidrato de cálcio, (b) hidroxiapatite, (c) fosfato tetracálcico não reagido e (d) α-fosfato tricálcico não reagido. Uma vez no mercado, tornar-se-á o primeiro adesivo ósseo sintético. Sendo um produto sintético, a tetranite não depende de grandes moléculas e, por conseguinte, pode ser produzida em grandes quantidades a baixo custo. [110]

A tetranite apoia o processo natural de cura e regeneração óssea do corpo, fornecendo uma estrutura na qual o osso se pode infiltrar. Dada a estrutura altamente amorfa, que é dominada por ligações iónicas e de coordenação, a perda de iões da substância curada é mediada pela dissolução gradual à medida que o fluido intersticial contacta e penetra na superfície da Tetranite, deixando canais para o crescimento ósseo. A deposição de novo osso (um processo reparador naturalmente programado nas células do tecido conjuntivo) é apoiada pela neovascularização que se desenvolve nas porosidades da tetranite e nas zonas onde a fase amorfa do material se dissolveu. Este é um processo contínuo que dura meses até que a maior parte do material de tetranite seja progressivamente reabsorvido e substituído por osso novo durante o processo de cicatrização. A remoção final dos cristalitos residuais da fase mais estável, a hidroxiapatite, é efectuada por células gigantes multinucleadas, os agentes normais envolvidos na renovação do tecido mineralizado[111].

<u>Desenho de andaimes para regeneração periodontal</u>

Introdução :

Na engenharia de tecidos, os suportes servem principalmente como substrato para a fixação de células, crescimento de tecidos, bem como um suporte estrutural inicial. Na RTG, as membranas não degradáveis ou degradáveis servem para inibir o crescimento do epitélio por contacto, o que, por sua vez, permite uma cicatrização relativamente lenta (4-6 semanas) do tecido conjuntivo periodontal e da LPD. No entanto, um período prolongado de periodontite pode deteriorar o resultado da RTG através da deterioração da capacidade de cicatrização das células PDL, dificultando a resposta imunitária do hospedeiro ou desnaturalizando gravemente o CM . Os andaimes utilizados para a regeneração dos tecidos periodontais podem fornecer uma orientação de contacto que permite a migração atempada das células para os defeitos periodontais, seguida de uma regeneração promovida. Para facilitar ainda mais a migração das células e o crescimento dos tecidos, foram também fornecidas várias pistas bioactivas, incluindo factores de crescimento (GFs) e citocinas, juntamente com os andaimes. As evidências ainda são prematuras para sugerir que a cicatrização periodontal mediada por scaffolds é comparável à do GTR. A maioria dos estudos anteriores com scaffolds biodegradáveis centrou-se na regeneração guiada de CM e PDL . Cho et al. referiram que se formou uma estrutura tecidular semelhante ao CM na superfície da dentina humana quando incubada com células estaminais/progenitoras da PDL humana (PDLSCs) semeadas em scaffolds de PCL de poli(ε-caprolactona) impressos em 3D e espacialmente fornecidos com fator de crescimento do tecido conjuntivo (CTGF), proteína morfogénica óssea 2 e 7 (BMP-2 e BMP-7). Chen et al. fabricaram uma estrutura multifásica electrospun constituída por PCL, colagénio tipo I (COL-I) e rhCEMP1/ACP que promoveu a formação de uma estrutura semelhante à CM quando implantada na calvária de ratos com PDLSCs durante 8 semanas. Park et al. efectuaram uma implantação subcutânea de blocos de cálcio bifásico micro/macroporoso (MBCP) semeados com PDLSCs pré-tratadas com BMP-2 em ratinhos imunocomprometidos. Após 4 semanas, o grupo pré-tratado com BMP-2 mostrou a formação de tecido mineralizado integrado com tecidos fibrosos. [98] Vários trabalhos anteriores também implementaram scaffolds trifásicos para orientar uma regeneração integrada de CM, PDL e AB. Em 2014, Lee et al. relataram a reconstrução do complexo periodontal usando um scaffold trifásico impresso em 3D. Eles entregaram espaçotemporalmente amelogenina, CTGF e BMP-2 para a regeneração do CM, PDL e AB, respetivamente, por um único tipo de células estaminais/progenitoras dentárias multipotentes. Quando implantadas no dorso de ratinhos imunodeficientes durante 6 semanas, as estruturas trifásicas com administração espácio-temporal de três estímulos bioactivos diferentes e de células estaminais/progenitoras dentárias promoveram com êxito a formação integrada de uma construção multi-tecidos semelhante ao periodonto. Park et al. fabricaram scaffolds trifásicos impressos em 3D, constituídos por micro-arquitecturas regionalmente diferentes, que demonstraram potencial para promover a cicatrização integrada do periodonto multi-tecido por PDLSCs . Tal como acima descrito, vários sistemas de andaimes demonstraram um grande potencial para a regeneração periodontal integrada. O recente desenvolvimento técnico do controlo regional micropreciso na conceção de estruturas de suporte constituiu um marco importante para a regeneração integrada do periodonto multi-tecido. As abordagens existentes para regenerar o periodonto integrado através de vários andaimes e sistemas de entrega são discutidas mais pormenorizadamente   abaixo[98].

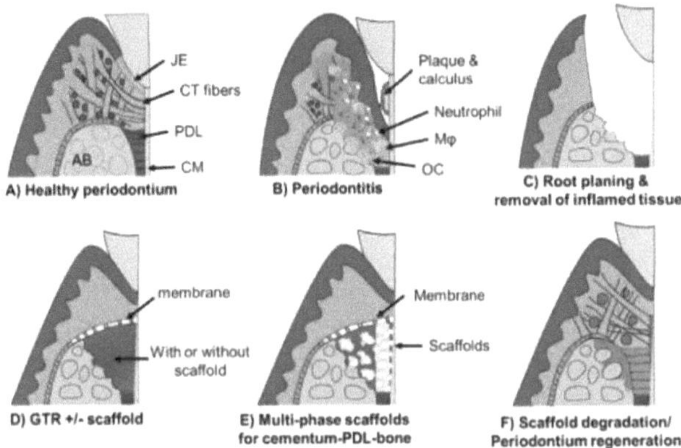

PROPRIEDADES DOS SUPORTES 3D PARA APLICAÇÕES NA REGENERAÇÃO DO OSSO ALVEOLAR E DOS TECIDOS PERIODONTAIS :

Embora os materiais convencionais de enxerto ósseo desempenhem o papel de matriz de suporte, apresentam várias desvantagens: aloenxertos, xenoenxertos e aloplastos são frágeis, pouco processáveis em formas porosas e incapazes de gerar estruturas adaptadas às necessidades específicas dos doentes. Do mesmo modo, não conseguem manter o volume de tecido gerado desejado sob forças mecânicas, o que dificulta a sua capacidade de fornecer um modelo adequado para uma interação celular eficaz. Embora os auto-enxertos possam ter a capacidade de suportar forças mecânicas, são difíceis de moldar e de se adaptar a um defeito ósseo, o que constitui uma preocupação significativa na região craniofacial. A BTE abriu novas portas para a regeneração através da introdução de estruturas que possuem uma arquitetura tridimensional (3D) que imita de perto a matriz extracelular (ECM) nativa. Estas disposições acabam por melhorar a adesão, a proliferação e a diferenciação das células e a regeneração global dos tecidos. De facto, as propriedades dos andaimes são influenciadas pelos biomateriais utilizados e devem ser específicas para a aplicação, em harmonia com o ambiente nativo, de modo a garantir que a área do defeito é substituída por um tecido saudável e funcional correspondente ao original, sem formação de cicatrizes reparadoras.

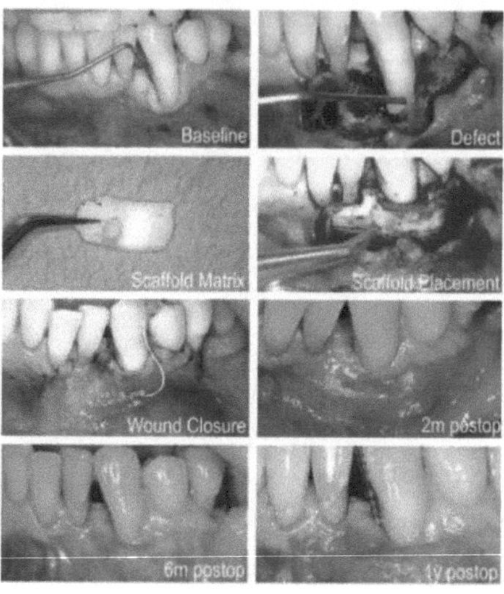

Fig : regeneração

De um modo geral, os andaimes devem apresentar um grau adequado de hidrofilicidade, rugosidade e topografia de superfície específica; deve ser desenvolvida uma paisagem topográfica à escala micro e submicrométrica para reproduzir o processo natural de regeneração óssea. A nanotopografia aumenta a área total da superfície, o rácio superfície/volume e a rugosidade da superfície, o que melhora a adesão entre os osteoblastos e as superfícies subjacentes do suporte. Quanto às caraterísticas à microescala, facilitam a penetração celular, a vascularização e a difusão de nutrientes e oferecem uma melhor organização espacial para o crescimento celular e a produção de ECM. O desenvolvimento de um suporte multi-escala tem sido enfatizado na regeneração dos tecidos periodontais. Outras caraterísticas importantes do desenho são a porosidade global, o tamanho dos poros e a interconectividade. Uma vez que o osso esponjoso humano apresenta uma porosidade total entre 30% e 90%, qualquer construção que inclua espaços vazios dentro deste intervalo é considerada adequada para a regeneração óssea. No entanto, uma porosidade extremamente elevada pode comprometer a estabilidade mecânica global de um suporte, reduzindo a sua resistência à compressão global. Para aplicações de regeneração do osso alveolar, tem sido aplicada uma porosidade global de 70% em estudos pré-clínicos e clínicos. Relativamente ao diâmetro dos poros, um intervalo entre 150 μm e 500 μm facilita a vascularização e a penetração de novos tecidos sem comprometer a resistência mecânica do scaffold ou a infiltração de células nas áreas da superfície interna . Estes eventos consequentes são também ditados pela presença de uma rede de poros interligados, que é essencial para o crescimento celular para o interior do scaffold para evitar a necrose do núcleo.[69]

EFEITO ANTI-MICROBIANO DE SCAFFOLDS PARA REGENERAÇÃO PERIODONTAL:

Como abordagem simples e direta, os componentes materiais com efeito antimicrobiano inato foram adicionados aos materiais de suporte. Um exemplo de tal componente é o quitosano, um polímero natural derivado de conchas marinhas com efeitos antibacterianos, antifúngicos, bioadesivos e hemostáticos. Vários estudos anteriores mostraram os efeitos promissores do quitosano nas bactérias que causam a periodontite. Por exemplo, Arancibia et al. referiram que as partículas de quitosano com uma concentração de 5 mg/mL inibiam agentes patogénicos periodontais como Porphyromonas gingivalis e Aggregatibacter actinomycetemcomitans . Da mesma forma, Lee et al. referiram que a membrana de quitosano com epigalocatequina-3-galato enxertada e lovastatina apresentou um efeito bactericida em bactérias periodontopáticas como Aggregatibacter actinomycetemcomitans, Prevotella nigrescens e Porphyromonas gingivalis . O quitosano também demonstrou os seus efeitos anti-microbianos quando adicionado a estruturas. Zhou et al. demonstraram que o andaime composto por nanofibras de colagénio de peixe/vidro bioativo/quitosano tinha efeitos antibacterianos sobre Streptococcus mutans, promovendo a regeneração de defeitos de furca num modelo de cão. A prata e o magnésio (Mg) são outro exemplo de componentes anti-microbianos"[70]

EFEITOS ANTI-INFLAMATÓRIOS DE SCAFFOLDS PARA REGENERAÇÃO PERIODONTAL :

BIOMATERIAIS DE SUPORTE PARA A REGENERAÇÃO PERIODONTAL :

Materiais naturais :

Os biomateriais naturais têm geralmente uma excelente afinidade celular e biocompatibilidade. São menos tóxicos e raramente causam respostas inflamatórias ou reacções imunitárias. Por conseguinte, os biomateriais naturais têm sido amplamente utilizados como suportes para a regeneração dos tecidos periodontais. O colagénio e o quitosano são os dois biomateriais naturais mais frequentemente investigados para a regeneração dos tecidos periodontais.

Biocerâmica :

Os materiais à base de biocerâmica, como a hidroxiapatite (HA), o β-fosfato tricálcico (β-TCP) e o vidro bioativo (BG), têm sido amplamente utilizados para apoiar a cicatrização de AB no periodonto. Os suportes biocerâmicos proporcionam normalmente uma elevada estabilidade mecânica e biodegrabilidade adequadas à regeneração periodontal. As principais vantagens dos suportes à base de biocerâmica em relação a outros materiais naturais e sintéticos são as suas excelentes propriedades osteocondutoras e osteoindutoras. Além disso, as biocerâmicas podem ser aplicadas no defeito periodontal sob várias formas, como grânulos, pastas e formato injetável. Por outro lado, a taxa de degradação lenta da cerâmica pode ser desvantajosa para a regeneração periodontal, uma vez que as partículas de cerâmica remanescentes podem resultar em irritação mecânica ou inflamação[70].

Polímeros sintéticos:

Os polímeros sintéticos têm sido predominantemente utilizados como materiais para a membrana degradável de segunda geração, em substituição da membrana não reabsorvível-PTFE. Estes polímeros também têm sido utilizados como materiais de suporte. Os polímeros à base de poliéster, como o ácido poliláctico (PLA), o ácido poliglicólico (PGA), o ácido poliláctico-co-glicólico (PLGA) e a policaprolactona (PCL), têm sido frequentemente utilizados como materiais de suporte periodontal. O subproduto da degradação do poliéster pode ser tóxico, mas tem sido considerado seguro dada a quantidade insignificante de partículas residuais que são libertadas a um ritmo muito lento. Os polímeros sintéticos têm uma série de vantagens únicas, incluindo propriedades físico-químicas altamente ajustáveis, taxa de biodegradação controlável e um processo de fabrico simples e direto que permite a produção em massa.

Hidrogel :

O hidrogel é uma rede de polímeros macromoleculares reticulados com caraterísticas de absorção e propriedades hidrofílicas. Vários tipos de biomateriais podem ser formados como hidrogel. As vantagens de uma forma de hidrogel incluem o elevado teor de água, a biocompatibilidade e a flexibilidade na conceção e formação estrutural. Vários tipos de hidrogéis têm sido aplicados na regeneração de tecidos periodontais. Quando a membrana de colagénio com fosfato de cálcio bifásico (BCP) foi comparada com a membrana de hidrogel de hidroxipropilmetilcelulose (HPMC) com BCP, o HPMC com BCP apresentou resultados superiores, incluindo a inibição da invasão de tecidos moles no defeito periodontal, bem como uma regeneração óssea significativa após 12 semanas num modelo canino. Choi et al. demonstraram que o gel de colagénio tratado com proantocianidinas (PAC) apresentou uma maior rugosidade da superfície e uma melhor fixação das células PDL. O scaffold de hidrogel de colagénio carregado com FGF-2 mostrou um tecido semelhante ao CM e a formação de fibras de Sharpey semelhantes às PDL sem anquiloses e reabsorção radicular quando tratado com defeitos de furca de classe II num modelo canino. O HydroMatrix, um hidrogel injetável de nanofibras peptídicas, também demonstrou uma maior aderência, migração e proliferação de PDLSCs in vitro . O hidrogel de polietilenoglicol (PEG) misturado com fosfato de cálcio (CaPs) e proteína 1 recombinante do cemento humano (rhCEMP1) também melhorou a regeneração periodontal num modelo de rato.

Andaimes impressos em 3D:

Sendo uma tecnologia emergente, a impressão 3D permite-nos controlar melhor a macro e a microestrutura dos suportes de engenharia de tecidos. O periodonto é uma estrutura complexa constituída por vários tipos de tecidos, uma vez que os tecidos moles e duros estão integrados. Para recapitular essas composições de tecidos multifásicos, a técnica de impressão 3D foi recentemente adotada para fabricar suportes com microestruturas internas regionalmente variadas, adequadas para CM,

PDL e/ou AB. Além disso, diferentes factores de crescimento podem também ser combinados com os suportes impressos em 3D para ajudar a regeneração de cada tecido no periodonto. Para além da microestrutura interna, a impressão 3D com deposição camada a camada permite criar estruturas personalizadas com uma forma e dimensão específicas que se adaptam à forma anatómica de cada defeito periodontal[71].

ABORDAGENS PARA A REGENERAÇÃO PERIODONTAL INTEGRADA :

Os suportes multifásicos podem ser classificados em dois grupos: bifásicos e trifásicos. Cada camada/fase foi concebida para orientar a regeneração de um tecido-alvo específico. Na regeneração integrada do periodonto, cujos tecidos-alvo são o PDL, AB e CM, as plataformas bifásicas ou trifásicas são adequadas para o objetivo da verdadeira regeneração do periodonto. Os scaffolds bifásicos têm duas fases diferentes que podem visar simultaneamente dois tecidos diferentes: PDL-AB, AB-CM, ou PDL-CM. Enquanto que os scaffolds trifásicos têm três fases que visam simultaneamente três tecidos diferentes: PDL-AM-CM

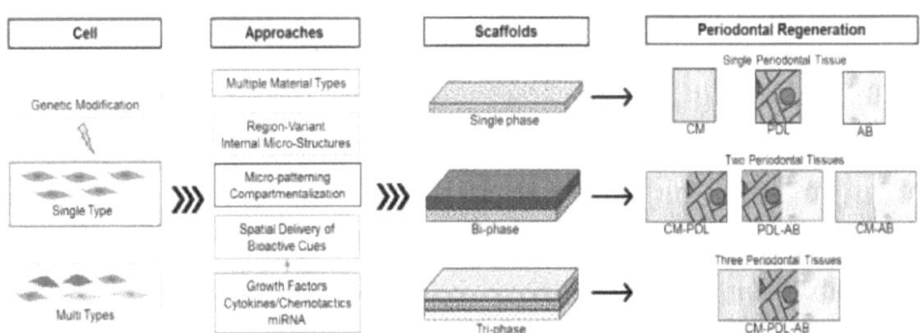

Fig. 3. Approaches for scaffold-based periodontal tissue regeneration in recent published studies from 2015 to 2020 (CM: cementum, PDL: periodontal ligament, AB: alveolar bone).

Suportes semeados com vários tipos de células:

As células únicas ou múltiplas semeadas diretamente no suporte multifásico são uma opção viável para aumentar o sucesso da regeneração periodontal integrada. As células mais amplamente aplicadas na regeneração integrada dos tecidos periodontais são as células estaminais do ligamento periodontal (PDLSC) e as células estaminais mesenquimais da medula óssea (BMMSC), uma vez que estão diretamente envolvidas com os tecidos-alvo. Estudos recentes mostraram que as células estaminais mesenquimais derivadas do tecido adiposo (AMSC) e as células estaminais mesenquimais gengivais (GMSC) também têm potencial para a regeneração dos tecidos periodontais, (ii) suporte, (iii) fornecimento de sangue, e (iv) moléculas de sinalização, o avanço das estratégias de engenharia de tecidos é um passo importante para o sucesso da regeneração dos tecidos periodontais. [72]

Regeneração de tecidos guiada (GTR)

Introdução :

Gottlow cunhou a frase " guided tissue regeneration (GTR) " em 1986. A RTG é descrita como "procedimentos que tentam regenerar estruturas periodontais perdidas através de respostas tecidulares diferenciais" pelo World Workshop in Periodontics de 1996. Na convicção de que impedem a regeneração, são utilizadas barreiras num esforço para manter o cório gengival e o epitélio afastados da superfície radicular. As membranas GTR são utilizadas com a intenção de excluir o tecido conjuntivo gengival e o epitélio e manter o espaço (DHR-IJMS) . Estabilizar o coágulo entre a falha e o dente. Quando lhes é dada a oportunidade de povoar o periodonto, populações celulares específicas têm a capacidade de produzir novo cemento, osso alveolar e ligamento periodontal, de acordo com a hipótese de Melcher.

Karring et al estabeleceram empiricamente e confirmaram histologicamente a teoria de Melcher. Demonstraram que estas situações se desenvolvem quando é permitido às células do ligamento periodontal migrar e colonizar o local da ferida, mas as células epiteliais gengivais ou os fibroblastos são mantidos afastados. A criação de dispositivos periodontais conhecidos como barreiras ou membranas para regeneração de tecidos dirigida foi motivada pela necessidade de manter o epitélio gengival e as células do tecido conjuntivo fora das feridas. Em 1982, Nyman et al. utilizaram papel de filtro de laboratório de acetato de celulose como a primeira membrana GTR em cirurgia periodontal. Esta barreira carece de uma série de qualidades necessárias para a regeneração tecidular direcionada[73].

As técnicas de regeneração tecidular guiada (RTG) têm sido utilizadas eficazmente para tratar problemas periodontais e têm apoiado a possibilidade de regeneração óssea. A GTR é uma abordagem de cura distinta para as infecções periodontais (Caballé-Serrano et al., 2019). Esta técnica utiliza as membranas como barreiras mecânicas para produzir um espaço em torno das falhas, permitindo a formação de um novo osso sem a luta por espaço pelos tecidos conjuntivos próximos. As membranas para o tratamento GTR devem ser biocompatíveis, ter o resumo de degradação adequado, ter boas propriedades físicas e mecânicas e ter potência contínua suficiente (Shi et al., 2014; He et al., 2017; Khorshidi et al., 2018). As membranas de GTR devem ser permeáveis para adaptação celular e aprovação adequada de nutrientes. Por outro lado, as membranas biorreabsorvíveis envolvendo membranas à base de colagénio não são essenciais para serem removidas, uma vez que reduzem por período e não necessitam de remoção cirúrgica (Caballé-Serrano et al., 2019; Ahmadi et al., 2020; Sadaf Ul et al., 2021).

Caraterísticas das membranas GTR :

A biocompatibilidade, a exclusão de células, a manutenção do espaço, a integração dos tecidos e a facilidade de utilização foram recomendadas por Scantlebury como caraterísticas ou requisitos de conceção das membranas GTR. As futuras tecnologias de regeneração devem ter em conta a atividade biológica como um atributo adicional. O biomaterial é um material não viável que é utilizado em dispositivos médicos e que se destina a interagir com processos biológicos, de acordo com Black . Os dois principais critérios para qualquer tecnologia que seja colocada no corpo para responder a uma necessidade são a segurança e a eficácia. Para avaliar a segurança, são utilizadas numerosas experiências in vitro e in vivo que se destinam a avaliar aspectos específicos da biocompatibilidade[76].

De acordo com Williams , a biocompatibilidade é a capacidade de um material funcionar com uma resposta apropriada do hospedeiro numa determinada situação. Isto implica que nem o material nem o ambiente fisiológico do tecido afectarão negativa e significativamente o material. Citotoxicidade em cultura celular, irritabilidade cutânea, implantação subcutânea, compatibilidade sanguínea, hemólise, carcinogénese, mutagenicidade, pirogenicidade, sensibilização e reação tecidular histológica a curto e longo prazo são dez ensaios utilizados para avaliar a biocompatibilidade. A membrana tem de manter separados o coágulo de fibrina em crescimento no espaço da ferida e o retalho gengival, de modo a conseguir a exclusão celular. Não existem estudos que examinem diretamente esta caraterística da membrana GTR. Os elementos mecânicos e/ou estruturais que permitem que a membrana tolere a força do retalho (tensão tecidular) ou a oclusão são necessários para a manutenção do espaço durante a regeneração. A integração dos tecidos implica a incorporação de elementos estruturais na membrana para promover o crescimento dos tecidos e, simultaneamente, conseguir a exclusão das células. Fácil de utilizar significa que a membrana deve ser clinicamente manejável, ou seja, um clínico competente pode utilizar a membrana sem dificuldade excessiva.

VANTAGENS E DESVANTAGENS DO GTR :

A utilização de sistemas GTR para o tratamento da periodontite apresenta múltiplas vantagens. O GTR impede que o tecido conjuntivo entre no local da reforma óssea e interfira na osteogénese. Também cria um espaço sob o retalho cirúrgico que actua como um andaime para o crescimento de células e vasos sanguíneos. A GTR é capaz de separar o espaço regenerativo dos tecidos indesejáveis, garantindo a estabilidade mecânica do complexo de cicatrização e impedindo a invasão bacteriana, o que leva à prevenção da resposta inflamatória do sistema imunitário do hospedeiro. A membrana GTR tem de possuir uma série de propriedades para funcionar bem como membrana de barreira. Estas propriedades incluem a biocompatibilidade, a segurança, a não alergia, a não toxicidade, a estabilidade mecânica, a manutenção do espaço entre os dentes, a possibilidade de gestão clínica, a oclusão celular e a integração dos tecidos Os sistemas GTR carregados com fármacos têm benefícios adicionais que incluem: administrar a dose terapêutica necessária do fármaco diretamente no local-alvo, prolongar a administração do fármaco, minimizar os efeitos secundários em comparação com as formas de dosagem sistémica, evitar a necessidade de administração frequente do fármaco e inibir a ocorrência de resistência bacteriana através da manutenção de uma concentração contínua e elevada de antibiótico no local de ação[79].

 AS MEMBRANAS DISTRIBUEM-SE POR DUAS CLASSES:

1) membranas não reabsorvíveis e 2) membranas bio-resorvíveis. As membranas não reabsorvíveis, como o politetrafluoroetileno expandido (*e-PTFE*), devem ser destacadas após a implantação através do processo cirúrgico.

Barreiras absorvíveis: As barreiras absorvíveis são biodegradáveis, pelo que não requerem a sua remoção, o que reduz o desconforto do doente e elimina as complicações relacionadas com a cirurgia. O processo de desintegração da membrana absorvível começa imediatamente após a colocação no local da cirurgia e a sua taxa de desintegração varia de indivíduo para indivíduo, pelo que não há controlo sobre a duração da aplicação. Devido à sua natureza biodegradável, as barreiras absorvíveis provocam reacções nos tecidos que influenciam a cicatrização e a regeneração das feridas. As barreiras absorvíveis podem ser naturais ou sintéticas:

Barreiras   naturais   absorvíveis: O COLAGÉNIO apresenta atividade hemostática, atrai e ativa neutrófilos e fibroblastos, interage com várias células durante a remodelação dos tecidos e a cicatrização de feridas, e apresenta baixa imunogenicidade, o que torna o colagénio um biomaterial atrativo. O colagénio é obtido a partir de fontes animais como a pele de bovino, o tendão, o intestino, o ceco de boi ou a cauda de rato. O isolamento e a purificação são efectuados de duas formas: preparação enzimática do colagénio solúvel ou extração química do colagénio fibrilar. Após o isolamento e a purificação, o colagénio é processado por vários meios para produzir géis, esponjas, filamentos, membranas, etc., para utilizações específicas. A Porphyromonas gingivalis produz colagenase, se a membrana for exposta durante a cicatrização, ocorre uma degradação descontrolada, resultando num resultado desfavorável. Uma avaliação histológica de Avitene, uma barreira hemostática de colagénio microfibrilar produzida a partir de cório bovino, em seres humanos não revelou mais eficácia do que o grupo de controlo. O Avitene era difícil de utilizar, tanto antes como depois de ser humedecido com sangue ou saliva. Outro hemostático de colagénio chama-se Collistat. [Após a implantação, estes dois materiais foram maioritariamente reabsorvidos em 3 dias e totalmente reabsorvidos em 7 dias. O Biomend é uma membrana semi-oclusiva (tamanho dos poros 0,004 m) que é reabsorvida em 4 a 8 semanas a partir de um bovino. Verificou-se um infiltrado inflamatório persistente. O Oxycel é um material de penso hemostático de malha de celulose oxidada que foi utilizado como membrana GTR e que foi reabsorvido 4 semanas após a implantação. O estudo histológico demonstrou que é bem tolerado nos tecidos moles, mas retardou a cicatrização no tecido ósseo devido à sua natureza ácida. Paroguide é uma membrana de colagénio enriquecida com sulfato de condroitina, que não mostrou sinais de inflamação e regeneração da PDL, do cemento e do osso alveolar, verificada histologicamente. A DURA MATER, constituída por uma rede irregular de fibras de colagénio, obtida de cadáveres, pode ser utilizada como membrana GTR. Foi reabsorvida em 6 semanas, observou-se formação óssea ao longo do material, mas pode existir o risco de adquirir a doença de Creutz-Feldt-Jakob, não só para o recetor, mas também para o operador. Pode considerar-se a utilização de uma barreira à base de colagénio como barreira natural para a GTR na furca de classe II da mandíbula. O PERIÓSTEO AUTOGÉNICO pode ser utilizado como barreira de enxerto periosteal para o tratamento de envolvimentos de furca classe II em molares inferiores. A membrana de colagénio de tipo I derivada de PERICÁRDIO de vitelo e reticulada por difenilfosforilazida foi avaliada para GTR que mostrou uma reação inflamatória significativa, reabsorvida em 2 semanas e tem um potencial regenerativo de uma semana

Barreiras absorvíveis sintéticas: As barreiras sintéticas absorvíveis são fabricadas a partir de polímeros termoplásticos alifáticos orgânicos, sendo os materiais mais utilizados os poli-α-hidroxiácidos, que incluem o ÁCIDO POLIGLICÓLICO (-O- CH_2-(O)C-)n e o ÁCIDO POLILÁCTICO (-O-CH(CH_3)-(O)C-)n e o seu copolímero, o POLIGLICÓLIDO-LÁCTIDO. O poli α-hidroxiácido é degradado por hidrólise em produtos que são metabolizados em CO_2 e H_2O através do ciclo cítrico/Kreb[80].

GTRS CARREGADOS COM FÁRMACOS :

Os resultados da análise dos sistemas GTR carregados com fármacos mostraram que os fármacos carregados nestes sistemas incluíam antibióticos, anti-inflamatórios esteróides e não esteróides, bifosfonatos, derivados de fosfato de cálcio, factores de crescimento, factores morfogenéticos e anti-sépticos tópicos.

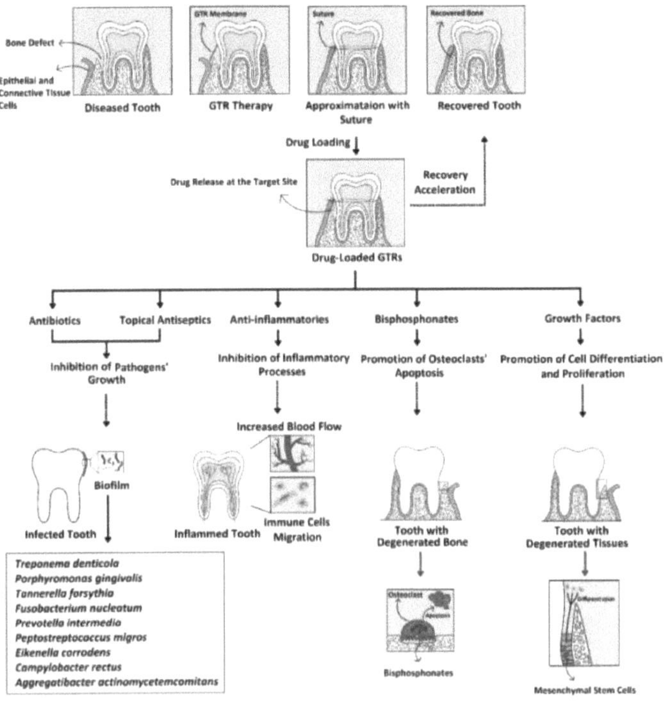

Schematic summary of the mechanism of action in plain GTR systems and the classification of drug-loaded systems.

GTRS CARREGADOS COM ANTI-INFLAMATÓRIOS ESTERÓIDES E NÃO ESTERÓIDES:

A inflamação é um dos principais sintomas da periodontite, que é normalmente tratada através da administração sistémica de anti-inflamatórios, especialmente agentes não esteróides. De facto, a periodontite crónica é considerada uma doença inflamatória. Em estudos anteriores, foi referido que os medicamentos anti-inflamatórios não esteróides (AINE) tinham o potencial de abrandar a taxa de perda óssea associada à periodontite devido à inibição da resposta inflamatória. A administração oral destes fármacos está relacionada com múltiplos efeitos

99

secundários que podem ser reduzidos utilizando uma preparação tópica[84].

GTRS CARREGADOS COM ANTI-SÉPTICOS TÓPICOS:

Os anti-sépticos tópicos podem ter efeitos benéficos no alívio dos sintomas da periodontite, inibindo o crescimento dos agentes patogénicos. Estes agentes também têm a vantagem de ter menos efeitos secundários em comparação com o antibiótico, pelo que podem ser utilizados em conjunto com outros tratamentos, como a SRP . A clorexidina é um dos anti-sépticos tópicos mais populares, indicado numa grande variedade de condições dentárias. É normalmente utilizada para a prevenção da acumulação de placa bacteriana, gengivite, periodontite e outras doenças da cavidade oral.

GTRS CARREGADOS COM BIFOSFONATOS:

Os bisfosfonatos são agentes de fortalecimento ósseo com efeitos vantajosos em condições de degeneração óssea como a periodontite. Estudos anteriores sugeriram um aumento da densidade óssea em modelos animais após a administração de bisfosfonatos adjacentes a outros métodos para a gestão da perda óssea relacionada com a periodontite. [89] O principal mecanismo de ação dos bisfosfonatos é a inibição dos osteoclastos, que são um dos principais mediadores da perda óssea relacionada com a periodontite. A administração tópica destes fármacos é mais recomendada devido à redução dos efeitos secundários sistémicos.

GTRS CARREGADOS COM DERIVADOS DE FOSFATO DE CÁLCIO, FACTORES MORFOGÉNICOS E FACTORES DE CRESCIMENTO :

A utilização de factores de crescimento no tratamento da periodontite tem sido um campo de interesse para os investigadores ao longo da última década. Os factores de crescimento demonstraram efeitos benéficos na aceleração da regeneração dos tecidos, incluindo a PDL, o osso alveolar e o cemento radicular. Geralmente, estes factores afectam a proliferação e a diferenciação de diferentes tecidos. O fator de crescimento derivado das plaquetas (PDGF) é um subtipo de factores de crescimento que auxilia a regeneração dos tecidos periodontais. Os factores morfogenéticos ósseos são outra família que iniciam diretamente a osteogénese utilizada no tratamento da periodontite.

<u>**Regeneração óssea com proteína morfogenética óssea**</u>

Introdução   :

Há várias décadas atrás, o Dr. Marshal Urist, um cirurgião ortopédico, descobriu um grupo de proteínas sequestradas no osso e chamou-lhes apropriadamente proteínas morfogenéticas ósseas (BMPs). Observou que as preparações de matriz óssea continham BMPs que induziam a formação de cartilagem, osso e medula óssea quando implantadas por via intramuscular em modelos de roedores. Após purificação e subsequente clonagem molecular, as proteínas responsáveis foram identificadas. A maioria das BMPs é composta por três porções: peptídeo sinal, pró-peptídeo e região madura. O pró-peptídeo e a região madura contêm sete resíduos de cisteína conservados, caraterísticos da superfamília do fator de crescimento transformador-β (TGF-β)[90]

.

As BMPs pertencem a um grupo de proteínas denominado superfamília de genes TGF-β que partilham caraterísticas estruturais comuns. Atualmente, existem 43 membros desta família de genes. As BMPs são sintetizadas como grandes precursores que consistem num prodomínio e numa região carboxi-terminal de 100-125 aminoácidos. A maioria das BMPs, bem como o TGF-β, partilham um padrão conservado de sete resíduos de cisteína no domínio maduro. Cada BMP madura ativa é constituída por dímeros cujas cadeias estão ligadas por ligações dissulfureto e a dimerização é um pré-requisito para a indução óssea. As BMPs são activas tanto como moléculas homodiméricas (duas cadeias idênticas) como heterodiméricas (duas cadeias diferentes).

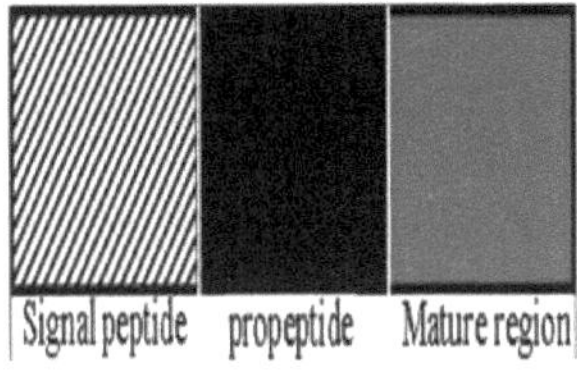

Structure of the bone morphogenetic protein

A família BMP pode ser dividida em quatro subfamílias distintas:

1. BMP-2 e BMP-4

2. BMP-3 e BMP-3B, este último também conhecido como fator de crescimento/diferenciação 10 (GDF10)

3. BMPs 5, 6, 7 e 8

4. Os GDFs 5, 6 e 7, também conhecidos como células morfogenéticas derivadas da cartilagem

5. proteínas 1, 2 e 3.

A influência das BMP pode começar cedo e continuar durante toda a vida pós-fetal na formação do osso embrionário[12]. As BMP actuam como factores de crescimento e diferenciação e como agentes quimiotácticos. Estimulam a angiogénese e a migração, a proliferação e a diferenciação das células estaminais mesenquimatosas em células formadoras de cartilagem e de osso. -Foram identificadas mais de 20 -proteínas relacionadas com as BMP-, várias das quais induzem a formação óssea.

Table 1: Classification of bone morphogenetic proteins	
BMP-1	Not part of TGF-β family
BMP-2	Osteoinductive, osteoblast differentiation, apoptosis
BMP-3 (osteogenin)	Most abundant BMP in bone, inhibits osteogenesis
BMP-4	Osteoinductive, lung and eye development
BMP-5	Chondrogenesis
BMP-6	Osteoblast differentiation, chondrogenesis
BMP-7 (osteogenic protein-1)	Osteoinductive, development of kidney and eye
BMP-8 (osteogenic protein-1)	Osteoinductive
BMP-9	Nervous system, hepatic reticuloendothelial system
BMP-10	Cardiac development
BMP-11 (growth/differentiation factor-8)	Neuronal tissues
BMP-12 (growth/differentiation factor-7)	Tendon-iliac tissue formation
BMP-13 (growth/differentiation factor-6)	Tendon and ligament-like tissue formation
BMP-14 (growth/differentiation factor-5)	Enhances tendon healing and bone formation
BMP-15	Follicle-stimulating hormone activity

BMP: Bone morphogenetic protein, TGF: Transforming growth factor

TRANSPORTADORES DE PROTEÍNAS MORFOGENÉTICAS ÓSSEAS:

Como a BMP é solúvel em solução extracelular, tem de ter um transportador, sem o qual é fagocitada em 10 dias. Um dos maiores obstáculos à utilização clínica das BMPs é o desafio de definir o sistema de administração ideal. Embora um transportador de matriz não seja essencial para promover a formação óssea, há uma série de vantagens num transportador adequado, incluindo a localização e retenção de BMP no local, proporcionando um suporte de matriz extracelular 3D para a infiltração de células mesenquimatosas, uma forma que pode ajudar e definir o novo osso resultante, e proporcionando um substrato para o crescimento e diferenciação celular. O material de suporte pode apresentar-se sob a forma de blocos, grânulos, pasta e solução ou como cimento auto-soldante[96].

CLASSIFICAÇÃO DAS TRANSPORTADORAS:

BMP - SISTEMAS DE DISTRIBUIÇÃO :

Várias matrizes e sistemas de administração foram utilizados e avaliados quanto à sua eficácia e biocompatibilidade como transportadores de BMPs. Existem três estratégias principais para a administração de factores de crescimento: terapia genética, terapia celular e terapia proteica. A terapia genética e -a terapia baseada em células estaminais -representam o maior avanço, mas atualmente ainda estão numa fase embrionária no que se refere à segurança e à eficácia em seres humanos. A terapia com proteínas, por outro lado, tem demonstrado a maior promessa prática, incorporando principalmente morfogénios osteoindutores (BMPs), embora com algumas limitações

A maioria dos suportes de sementeira de células são fabricados a partir de duas classes de biomateriais, derivados de produtos sintéticos ou naturais. Para além disso, podem ser construídos a partir de materiais reabsorvíveis ou não reabsorvíveis. Exemplos de dispositivos de libertação de células e andaimes em periodontia são:

Não reabsorvível: Malha de politetrafluoroetileno expandido, cerâmica e titânio

Reabsorvíveis: Alfa-hidroxiácidos, ácido poliglicólico, ácido poliláctico, copolímeros de poli (ácido lático, ácido glicólico), polímeros à base de aminoácidos, proteínas do tipo colagénio e proteínas do tipo elastina

Produtos naturais: Colagénio, hialuronano, quitosano, gelatina, fibrina e alginato

Hidrogéis sintéticos: Polietileno glicol, óxido de polietileno, extractos de matriz e Matrigel[120].

PRODUÇÃO DE PROTEÍNA MORFOGENÉTICA ÓSSEA HUMANA RECOMBINANTE-2:

As proteínas recombinantes são produzidas a partir de um de vários sistemas de expressão celular de bactérias, células de insectos ou células de mamíferos. A proteína humana recombinante (rhBMP-2) é produzida utilizando um sistema de expressão de células de mamíferos. Para produzir uma linha celular que exprima a rhBMP-2, a sequência codificadora da BMP-2 ou o ADN c-c é ligado a um promotor forte e a um marcador selecionável. Esta construção é transfectada para a célula hospedeira e as células que contêm a sequência de codificação são escolhidas utilizando o marcador selecionável. É criada uma série de linhas celulares e é escolhida uma que expressa níveis elevados de proteína. A linha celular passa por uma série de etapas de validação, incluindo uma verificação da fidelidade da sequência de codificação da BMP-2. Para a produção farmacêutica de proteínas recombinantes, a linha celular rhBMP-2 é expandida e congelada em várias alíquotas, de modo a que as células iniciais idênticas possam ser utilizadas durante décadas. O meio é colhido, as células são removidas por filtração e a rhBMP-2 é purificada a partir do meio através de uma série de passos de cromatografia em coluna até atingir >98% de pureza. A rhBMP-2 líquida final é esterilizada por ultrafiltração antes de ser colocada em frascos. Um terceiro método de obtenção de GDFs ósseos implica a terapia genética e a administração direta de um fator de crescimento genético no local de interesse para codificar determinados factores desejados.

BMPS NA INDUÇÃO ÓSSEA:

A formação óssea pode ocorrer por um processo intramembranoso (direto) ou endocondral (indireto). A formação de osso endocondral envolve a formação de uma cartilagem intermédia que eventualmente se torna ossificada e que contém todos os componentes celulares do osso maduro. Em ambos os mecanismos, a indução de osso e cartilagem ocorre através de uma -interação epitelial-mesenquimal -que inicia uma diferenciação celular específica. Dependendo do gradiente de concentração, as BMPs podem atrair vários tipos de células e podem atuar como agentes quimiotácticos, mitogénicos e/ou diferenciadores. Isto sugere que as BMPs podem influenciar tanto a formação óssea direta como indireta.

BMPS - TECNOLOGIAS RECOMBINANTES :

A identificação de proteínas osteogénicas na matriz óssea tem sido difícil de obter devido às pequenas quantidades de proteínas fortemente ligadas a componentes orgânicos e inorgânicos da matriz extracelular do osso; por conseguinte, têm sido utilizadas tecnologias recombinantes para produzir BMP para avaliação terapêutica. Uma vez que foram identificadas as estruturas de várias BMP humanas, é possível utilizar sondas de ADN para obter a sequência de ADN complementar humana. O cDNA humano é clonado e ligado a um vetor de expressão viral. As células de ovário de hamster chinês e E. coli transfectadas para se tornarem portadoras têm sido utilizadas para produzir BMPs em grandes quantidades para avaliação pré-clínica e clínica. Por conseguinte, a rhBMP -(recombinante humana - rh) produzida proporciona uma capacidade óptima para aplicações clínicas. Em 2002, a Food and Drug Administration (FDA) dos EUA aprovou as BMP2 -e BMP7 -para utilização na regeneração óssea.

BMPS NA CICATRIZAÇÃO DO TECIDO ÓSSEO:

Para desenvolver uma estratégia para melhorar a quantidade de formação de osso novo, é importante compreender os processos de cicatrização de feridas a nível celular, porque os factores de crescimento são orquestrados de forma dinâmica para recrutar as células adequadas para os defeitos e estimular a formação óssea. Nas fases inflamatórias, as plaquetas segregam factores de crescimento derivados das plaquetas (PDGFs) para induzir a quimiotaxia e a proliferação das células necessárias para o processo de cicatrização de feridas. Em seguida, são segregadas citocinas pró-inflamatórias - como a interleucina 1 (IL-1), a IL-6 e o fator de necrose tumoral alfa (TNF-α) - e as células inflamatórias migram para o local da ferida. Nas fases proliferativas, o processo de angiogénese é essencial para o suporte celular e nutricional. O fator de crescimento endotelial vascular (VEGF) e os PDGFs regulam a angiogénese, que está intimamente relacionada com a osteogénese [6]. Para além da formação de vasos, a osteogénese ocorre nos defeitos, e as BMPs, incluindo a BMP-2, desempenham papéis críticos na diferenciação das células progenitoras osteogénicas em osteoblastos e no processo de mineralização.

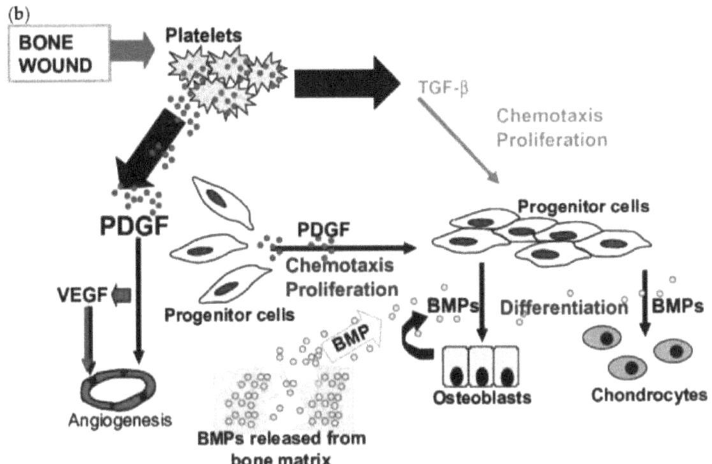

factores de crescimento relacionados com a cicatrização de feridas ósseas. (PDGF, fator de crescimento derivado de plaquetas; VEGF, fator de crescimento endotelial vascular; BMPs, proteínas morfogenéticas ósseas; TGF-β, fator de crescimento transformador-beta)

REGENERAÇÃO PERIODONTAL E BMPS:

As BMPs desempenham um papel importante no processo de modelação e remodelação óssea através de mecanismos quimiotáticos, mitogénicos ou de diferenciação. Estudos anteriores mostraram que existe uma homologia de proteínas osteogénicas entre mamíferos e que as BMPs bovinas, em conjunto com a matriz colagénica de babuíno, induzem a diferenciação óssea em locais extra-esqueléticos do babuíno.Em experiências anteriores, -foi investigada a eficácia das -BMPs derivadas do osso -(BMP2-, osteogenina, osteoproteína1-) na regeneração de grandes defeitos de furca criados cirurgicamente no primeiro e segundo molar mandibular em babuínos machos adultos (Papio ursinus). A análise histológica mostrou que as BMPs, em conjunto com a matriz colagénica, induziram a regeneração do cemento, do ligamento periodontal e do osso alveolar. Outro estudo relatou que a osteogenina parcialmente purificada, isolada da matriz óssea humana, quando reconstituída com matriz óssea desminerizada liofilizada alogénica, melhorou a fixação de novo tecido conjuntivo e a regeneração do osso alveolar num ambiente submerso da raiz numa série de biópsias humanas.Um estudo em que a rhBMP2 -foi utilizada num defeito periodontal preparado em cães beagle demonstrou uma regeneração significativa dos tecidos periodontais. O efeito da rhBMP2 -foi avaliado em defeitos periodontais supra-alveolares de tamanho crítico criados cirurgicamente em dentes pré-molares mandibulares de cães beagle, aos quais foram implantadas -rhBMP2/ACS em diferentes concentrações. Foi observada uma regeneração alveolar extensa e uma regeneração limitada do cemento. No entanto, foi observada anquilose em todos os dentes que receberam rhBMP2/ACS -sem correlação aparente com a -concentração ou dose de -rhBMP2-. A união anquilótica foi observada no aspeto coronal dos defeitos supra-alveolares. Outros estudos que utilizaram a rhBMP2 -ou a rhOP1 -em vários suportes também fornecem provas de anquilose em grandes defeitos periodontais experimentais em modelos de roedores, caninos e primatas não humanos. Dada a ação única das BMPs na formação de tecido mineralizado, a obliteração do espaço do ligamento periodontal e a anquilose são uma complicação potencial para a utilização de BMPs no periodonto. A causa da anquilose não é, no entanto, claramente compreendida, mas pode estar relacionada com a perturbação do mecanismo homeostático no periodonto. Num estudo, a BMP6 -(0,13 e 10 µg) num suporte de esponja de colagénio tipo 1 foi aplicada em defeitos de fenestração periodontal em ratos. -A proteína osteogénica1 -(BMP7-) foi avaliada na regeneração da cicatrização de feridas periodontais utilizando defeitos de furca de molares mandibulares classe II induzidos cirurgicamente em babuínos. Os defeitos implantados com rhOP1 -a 0, 100 e 500 µg/g de matriz de colagénio insolúvel em osso bovino foram sujeitos a análise histométrica após um -intervalo de cicatrização de -8 semanas-. -Os locais que receberam rhOP1 -mostraram uma cementogénese significativa, incluindo a inserção de fibras sharpey. Um estudo semelhante, utilizando um -intervalo de cicatrização de -24 semanas-, mostrou que a rhOP1 -a 0,5 e 2,5 mg/g de matriz de colagénio induziu uma formação significativamente maior do ligamento periodontal (PDL) e do osso alveolar-. -Num estudo piloto, o potencial do fator de crescimento e diferenciação7 -(GDF7-)/BMP12 -para estimular a formação do PDL foi avaliado num modelo de defeito periodontal supra alveolar. Este estudo sugeriu que o GDF7 -tem um potencial significativo para apoiar a regeneração do PDL. O efeito da BMP14 -(GDF5-) na cicatrização/regeneração de feridas periodontais foi avaliado utilizando um modelo de defeito canino estabelecido. -Num estudo -de controlo aleatório, 20 pacientes com -defeitos intra-ósseos tratados com rhGDF5 -mostraram um ganho significativo de inserção clínica, osso favorável e regeneração periodontal. Num estudo, -foram criados -30 -defeitos periodontais -intra-ósseos -em 15 ratos Wister para avaliar o potencial regenerativo do cimento de fosfato de cálcio macroporoso injetável (CaP) em combinação com a proteína morfogenética óssea2 -(BMP2-). Os animais foram eutanasiados após 12 semanas e processados para histologia e histomorfometria. -A regeneração periodontal atinge o próximo nível de previsibilidade através do desenvolvimento de técnicas de terapia genética. A compreensão das vias moleculares subjacentes à regeneração está a aumentar; no entanto, a tradução deste conhecimento em estratégias regenerativas ainda está numa fase inicial.

ENTREGA DO GENE BMP-2 ENTREGA DO GENE :

Trata-se de um método alternativo de transferência de factores de crescimento para locais defeituosos. O ADN complementar (cDNA) da BMP-2 humana pode ser transferido através de um vetor para o local, resultando na produção de BMP-2 in vivo, que induz a diferenciação osteogénica e a mineralização do local. Uma das vantagens da administração do gene BMP-2 é a modulação da concentração e duração da BMP-2. Estudos anteriores referiram que as concentrações de BMP-2 em aplicações de administração de genes de BMP-2 (100-10.000 pg/mL) são muito inferiores às das aplicações de rhBMP-2 (0,75-2,0 mg/mL). Dependendo do tipo de vectores que transportam o gene BMP-2, a BMP-2 pode ser libertada durante 2 ou 3 semanas a baixas concentrações. O padrão de administração mimetiza a ação da BMP-2 no processo de cicatrização de feridas e os efeitos adversos relacionados com doses elevadas de rhBMP-2 - como edema, inchaço extenso, falha do implante e cicatrização óssea imatura - também podem ser evitados. A administração de genes divide-se em administração in vivo e ex vivo. A entrega de genes in vivo transfere diretamente os genes alvo para o hospedeiro, quer localmente quer sistemicamente. A entrega de genes ex vivo é uma entrega de genes baseada em células; as células colhidas do hospedeiro são transduzidas com um vetor que transporta os genes alvo e as células transduzidas são administradas no defeito.

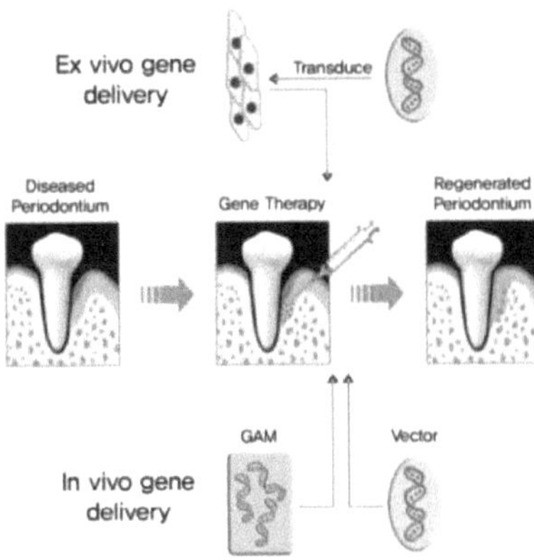

Estratégia de regeneração para a reconstrução de tecido periodontal através de terapia genética.

Delivery Type	Advantages	Disadvantages
ex vivo	Gene transfer is limited to the target cell population and not to other cells or tissues Can use gene transfer to genetically modify stem cells, e.g., embryonic stem cells and iPSCs [29,30] High efficacy Low quantity of vectors is necessary for desired therapeutic effects Minimal immune recognition of the gene vectors [33]	Expensive and time-consuming process Complicated manipulation including cell harvesting, cell expansion and transfection The outcome can be influenced by the carrier cells [31,32]
in vivo	Simple process via direct injection into the site or intravenous administration Avoids complicated process related to cells Relatively low cost	Low efficacy High quantity of vectors is necessary for desired therapeutic effects Induction of immune reaction due to direct exposure of vectors Difficult to target the cell population of interest Vector system is potentially toxic [34]

REGENERAÇÃO ÓSSEA ATRAVÉS DA ADMINISTRAÇÃO EX VIVO DO GENE BMP-2 :

As células libertadas pelo gene são transportadas por um hidrogel para o defeito com ou sem um substituto ósseo. As células produtoras de BMP-2 são eficazes para a regeneração óssea, mas a manutenção do espaço para a formação de novo osso também é crítica na regeneração óssea, especialmente na cicatrização de grandes defeitos, sendo necessárias abordagens inovadoras para a regeneração óssea de defeitos de peri-implantite. Para este efeito, aplicámos PDLSCs transfectadas com AdBMP-2 (BMP-2/PDLSCs) para administração em defeitos de peri-implantite, que foram induzidos experimentalmente e onde o nível de perda óssea alveolar era metade do do implante. Após 3 meses de cicatrização, as BMP-2/PDLSCs produziram quantidades significativamente maiores de osso recém-formado acima do fundo dos defeitos e resultaram numa reosseointegração sobre o implante. Para além disso, não se observou nos grupos BMP-2/PDLSCs osso tecido imaturo semelhante a rendas, que é frequentemente observado em casos de aplicação de rhBMP-2. Para além disso, a maturidade do osso recém-formado era semelhante à do osso antigo. Este estudo foi consistente com o estudo de Yi et al., que comparou a proteína rhBMP-2 com PDLSCs vs PDLSCs produtoras de BMP-2 e revelou a superioridade das PDLSCs produtoras de BMP-2 na regeneração óssea em defeitos calvários.

ENTREGA IN VIVO DO GENE BMP-2:

Para a administração de genes in vivo, pode recorrer-se à injeção direta de materiais genéticos. No entanto, Zhou et al. referiram que os materiais genéticos diretamente direcionados não produzem o efeito desejado devido a uma rápida taxa de eliminação, rápida degradação enzimática, biodistribuição não específica e baixa absorção celular. Por conseguinte, são utilizados vectores virais ou não virais para proteger os materiais genéticos e transferi-los para células ou locais defeituosos. No entanto, a entrega de genes in vivo suscita preocupações relacionadas com a injeção direta de quantidades excessivas de adenovírus necessárias para induzir a regeneração óssea, conduzindo a reacções imunitárias excessivas. Recentemente, os plasmídeos que transportam o gene BMP-2 têm sido cada vez mais utilizados para a entrega de genes e têm sido aplicados em defeitos com substitutos ósseos ou polímeros para regeneração óssea nas regiões oral e facial.

Derivado da matriz do esmalte

INTODUÇÃO :

O derivado da matriz do esmalte contém proteínas pertencentes à família da amelogenina, que é o constituinte hidrofóbico das proteínas da matriz do esmalte (Fisher e Termine, 1985). Estimula a proliferação celular, a síntese proteica e a formação de nódulos minerais em vários tipos de células, incluindo células do ligamento periodontal, osteoblastos e cementoblastos (Gestrelius *et al*, 1997). O derivado da matriz do esmalte (EMD) é um dos agentes biológicos mais utilizados em periodontia. A aplicação de derivados da matriz do esmalte (compostos principalmente por amelogeninas) pode promover a regeneração periodontal porque imita os eventos que ocorrem durante o desenvolvimento dos tecidos periodontais [69]. Durante o desenvolvimento do dente, as células da bainha epitelial da raiz de Hertwig depositam proteínas da matriz do esmalte na superfície da raiz antes da formação do cemento, e estas proteínas são o fator de iniciação da cementogénese. O EMD, um extrato de matriz de esmalte imaturo porcino, é considerado como uma mistura de proteínas candidatas que se pensa serem a indução da proliferação, migração, adesão, mineralização e diferenciação de células no tecido periodontal. O processo de deposição de cemento é um pré-requisito para a formação tanto do ligamento periodontal como do osso alveolar. No entanto, a recombinação entre fatias de dentina radicular e células foliculares demonstrou que uma superfície de dentina exposta não é um estímulo suficiente para a diferenciação de cementoblastos e para a cementogénese. Em vez disso, parece que existe uma fase intermediária obrigatória, curta e específica de modulação, na qual as células HERS segregam proteínas da matriz relacionadas com o esmalte. As proteínas da matriz do esmalte são temporariamente depositadas na superfície da raiz dentária e constituem um passo inicial e essencial na formação de um cemento celular.

COMPOSIÇÃO DAS PROTEÍNAS DA MATRIZ DO ESMALTE:

A maior fração das proteínas da matriz do esmalte é composta por amelogeninas, uma família de proteínas hidrofóbicas que representam mais de 90% dos constituintes orgânicos da matriz do esmalte. As amelogeninas permaneceram notavelmente bem conservadas ao longo da evolução, sugerindo que podem ter grande importância funcional.

O segundo maior componente da proteína da matriz do esmalte são as esmalteínas. Descobriu-se que as esmalteínas contêm proteínas séricas, e o termo mais geral "não-amelogenina" é agora comummente utilizado para descrever esta fração de elevado peso molecular, que inclui a esmalina rica em prolina, a tuftelina e as proteínas do tufo.

Três proteínas matriciais, correspondentes à amelogenina, enamelina e sheathelin, e duas enzimas, correspondentes à MMP-20 e EMSP1, foram purificadas e o cDNA clonado a partir de dentes de suínos em desenvolvimento. Embora os primeiros estudos de imunoensaio não tenham conseguido identificar a presença de factores de crescimento na EMD, foram detectados imunologicamente níveis nominais do fator de crescimento transformador β1. Além disso, utilizando a noggin, uma proteína de ligação à proteína morfogénica óssea (BMP), os investigadores identificaram a BMP-2 e a BMP-4 numa fração osteoindutora de extractos de esmalte. Uma vasta gama de estudos in vitro e in vivo demonstrou que o EMD e as amelogeninas estimulam o crescimento de vários tipos de células mesenquimatosas, incluindo fibroblastos, cementoblastos, osteoblastos e células estaminais. O EMD e a amelogenina aumentam a expressão de marcadores de maturação específicos dos tecidos, como a fosfatase alcalina, o colagénio e a osteocalcina, nos tecidos ósseos. O EMD disponível comercialmente (Emdogain® , Biora AB, Malmo, Suécia) está disponível para o tratamento de defeitos periodontais. Actua como um modulador da cicatrização dos tecidos, imitando os eventos que ocorrem durante o desenvolvimento da raiz e ajuda a estimular a regeneração periodontal. As amelogeninas, que são os constituintes hidrofóbicos das proteínas da matriz do esmalte, agregam-se e tornam-se quase insolúveis a pH e temperatura fisiológicos. Podem ser dissolvidas num ambiente de pH ácido ou alcalino e a baixa temperatura. Uma formulação adequada deve, portanto, ter um pH não neutro e permitir a reprecipitação gradual da matriz quando as condições fisiológicas são restabelecidas. Utilizando um modelo de deiscência bucal em macacos, os investigadores avaliaram vários veículos de fármacos para determinar qual o modelo que mais eficazmente permitia a precipitação do EMD na superfície radicular tratada. A regeneração do cemento e do osso alveolar foi medida após 8 semanas. Os resultados mostraram que o alginato de propilenoglicol (PGA) foi mais eficaz do que a hidroxietilcelulose ou o dextrano. O PGA parece melhorar a precipitação do EMD, expondo assim as células do ligamento periodontal ao agregado proteico restabelecido e permitindo a ocorrência de interações matriz-célula. Os outros veículos testados, embora estáveis a pH neutro, parecem impedir a exposição das células do ligamento periodontal às proteínas.

Estudos in vitro

Propriedades do EMD

A aplicação de EMD resulta numa redução limitada do crescimento epitelial, em contraste com os locais de controlo onde se verifica uma maior redução do crescimento epitelial. Esta observação histológica foi reforçada por estudos in vitro. A adição de EMD a meios de cultura de células resultou numa maior proliferação de células do ligamento periodontal, bem como num aumento da produção de proteínas e colagénio e da mineralização. Em contraste, o EMD não teve efeito significativo na proliferação de células epiteliais in vitro. Pode concluir-se que o ambiente bioquímico na superfície da raiz após a aplicação do EMD pode impedir o crescimento epitelial de uma forma semelhante à do

a prevenção mecânica conseguida através da utilização de uma membrana de barreira em procedimentos de regeneração de tecidos guiados.

MODO DE ACÇÃO DA EMD :

O EMD adsorve-se à hidroxiapatite e ao colagénio e também às raízes dentárias desnudadas. Forma complexos esféricos insolúveis e quantidades detectáveis permanecem no local tratado na superfície da raiz até 2 semanas, como foi demonstrado pela proteína radiomarcada em ratos e porcos. Este parece ser um período de tempo suficiente para permitir a recolonização por células do ligamento periodontal ou células indiferenciadas. Numa série de estudos laboratoriais, foi examinado o efeito do EMD na migração de nódulos mineralizados. Foram realizados imunoensaios para determinar a possível presença de factores polipeptídicos existentes. Os resultados mostraram que, em condições in vitro, o EMD promove a proliferação de fibroblastos do ligamento periodontal, mas não de células epiteliais, e aumenta a síntese proteica total de fibroblastos do ligamento periodontal, bem como a formação de nódulos mineralizados por fibroblastos do ligamento periodontal. Nos estudos acima mencionados, não foram comparados os níveis de moléculas específicas, tais como o fator de crescimento semelhante à insulina (IGF)-1 e IGF-2, o fator de crescimento derivado de plaquetas humanas BB, o fator de necrose tumoral, o fator de crescimento transformador β, a interleucina-6 ou o fator de crescimento derivado de plaquetas AB com os do grupo de controlo.19 O EMD não tem um efeito apreciável na diferenciação osteoclástica, embora estimule o crescimento celular e a produção de IGF-1 e do fator de crescimento transformador β1 nas células do ligamento periodontal.

DESENVOLVIMENTOS RECENTES EM APLICAÇÕES DE EMD:

O EMD tem demonstrado caraterísticas clínicas positivas, como o recobrimento radicular e a promoção da estimulação dos tecidos moles e duros que rodeiam o dente no âmbito da regeneração. O EMD é frequentemente considerado para aplicação em ortodontia.

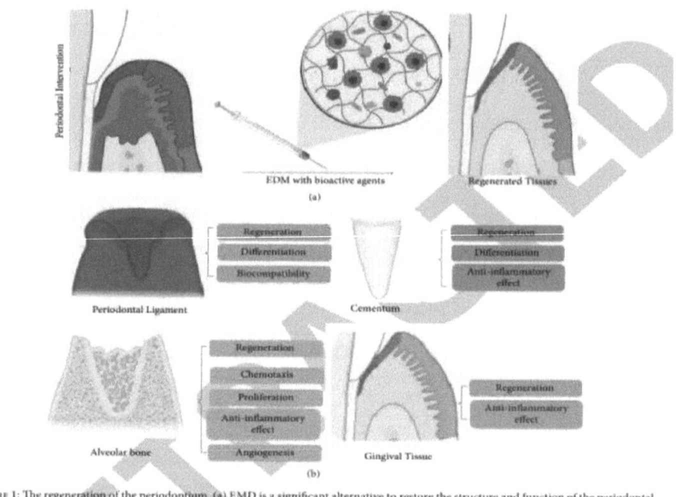

Figure 1: The regeneration of the periodontium. (a) EMD is a significant alternative to restore the structure and function of the periodontal complex. (b) EMD in periodontal cells can induce proliferation, differentiation, angiogenesis, and chemotaxis enabling the formation of new tissue.

COMBINAÇÕES DE EMD COM FACTORES DE CRESCIMENTO:

Devido ao seu conteúdo em factores de crescimento, a fibrina rica em plaquetas pode facilitar a cicatrização do tecido e está provado que regenera o periodonto. Actua como um suporte regenerativo e promove a formação de tecidos ósseos e vasculares. Recentemente, num ensaio clínico aleatório, comparou-se a EMD + fibrina rica em plaquetas e a

EMD no tratamento de doentes com periodontite crónica com defeitos intra-ósseos, tendo ambas as abordagens apresentado bons resultados clínicos. No entanto, a adição de fibrina rica em plaquetas não pareceu melhorar drasticamente o resultado clínico ou o resultado radiográfico. Para além dos factores de crescimento derivados de plaquetas, outros factores de crescimento que têm estado envolvidos na regeneração dentária incluem factores de crescimento transformadores, factores de crescimento endotelial vascular, factores de crescimento do tecido conjuntivo, factores de crescimento semelhantes à insulina, factores de crescimento de fibroblastos e fator de crescimento epidérmico.

COMBINAÇÕES DE EMD COM MEDICAMENTOS/AGENTES BIOACTIVOS:

Verificou-se que as células do ligamento periodontal se fixavam na presença de agentes patogénicos orais, tais como Streptococcus mutantes, devido à adição de amoxicilina ou tetraciclinas e fosfato de cálcio em membranas de regeneração de tecidos guiadas.

TABLE 2: Applications of enamel matrix derivatives (EMDs).

Application	Study	Outcome
Periodontal intrabony defect	A multicenter, randomized, placebo-controlled study was conducted on 33 patients with intrabony abnormalities who underwent a split-mouth operation. The effect of EMD in combination with natural bone mineral or bioactive glass was investigated in human histological tests.	The results revealed the production of root cementum and mineralization around the graft particles.
Effect on tissue inflammation	A study investigated the impact of EMD on tissue inflammation, focusing on the cellular process, mediators implicated, and soft tissue repair.	According to the findings, EMD can change inflammatory and healing responses by modifying the expression of proinflammatory markers.
Recession defects	Miller class I and II buccal gingival recessions were investigated utilizing a coronally positioned flap alone and in combination with EMD using the split-mouth method in controlled clinical research.	When compared to a coronally positioned flap alone, subsequent application of EMD resulted in a statistically larger development of keratinized tissue and root coverage that lasted for two years.
Pulp healing and dentin regeneration	An investigation using experimental pulpotomy and pulp capping in healthy premolars slated for extraction for orthodontic reasons was investigated in a blinded, randomized clinical research.	In the teeth that were evaluated, there was much greater pulpal secondary dentine development and dentine bridging, as well as significantly less inflammation.
Furcation defects	Treatment of mandibular class II furcation defects was compared to 90 equivalent defects in the contralateral molars in a multicenter, randomized, controlled, split-mouth clinical research.	Following EMD, there was a considerably higher reduction in horizontal furcation depth and a lower incidence of postoperative pain/swelling.
Wound healing	The extreme structural changes associated with a human gingival wound 10 days following the administration of EMD as an adjuvant to a laterally positioned flap in a patient with gingival recession were investigated in a quantitative study.	Both the cellular and extracellular phases of the EMD and non-EMD sites showed significant differences. At the EMD location, fibroblasts had plump cytoplasm and euchromatic nuclei, as well as a well-developed rough endoplasmic reticulum and many mitochondria. The fibroblasts at the non-EMD location, on the other hand, had a flattened, spindlelike shape.

COMBINAÇÕES DE EMD COM ENXERTO ÓSSEO AUTÓGENO:

Vários ensaios pré-clínicos em animais e clínicos investigaram a eficácia da utilização de vários enxertos ósseos em combinação com o EMD para a regeneração periodontal. Os estudos demonstraram que o EMD apresentou um melhor desempenho no desbridamento do retalho de abertura para tratar a deficiência intra-óssea do dente. A EMD combinada com material de enxerto ósseo foi utilizada num defeito intraósseo largo e mostrou um efeito regenerativo significativo para a regeneração do tecido danificado. Os enxertos ósseos combinados com EMD foram bem sucedidos na regeneração de defeitos intra-ósseos; o desempenho da regeneração da combinação EMD-enxerto foi comparável ao desempenho da regeneração do fator de crescimento derivado de plaquetas humanas-BB (recombinante) com material de enxerto ósseo. Os resultados dos estudos demonstraram que a utilização de EMD em combinação com xenoenxerto ósseo derivado de bovino, aloenxerto ósseo liofilizado e vidro bioativo facilitou uma maior formação óssea e melhorou os resultados clínicos do xenoenxerto ósseo, do aloenxerto ósseo liofilizado e do vidro bioativo, facilitando uma maior formação óssea e melhorando os resultados clínicos.

COMBINAÇÕES DE EMD COM ENXERTOS ÓSSEOS ALOPLÁSTICOS:

+O revestimento da superfície de um biomaterial de suporte com EMD aumenta dramaticamente a espessura das proteínas da matriz do esmalte. Também foi estabelecido que uma formulação no líquido poderia formar um melhor revestimento de materiais de enxerto aloplástico poroso em comparação com a forma de gel, o que permitiu a libertação de proteínas da matriz do esmalte de uma forma controlada para o seu ambiente vizinho. +A combinação de EMD com βTCP (β-fosfato tricálcico) foi eficaz na regeneração de defeitos intra-ósseos. +O efeito do EMD foi comparável ao da regeneração tecidular guiada e do aloenxerto ósseo desmineralizado liofilizado; foi também superior ao desbridamento com retalho aberto no tratamento de defeitos intra-ósseos.

COMBINAÇÃO COM OUTRAS ABORDAGENS:

O EMD (5-60 µg/mL) melhorou a diferenciação osteogénica e a proliferação de células estaminais do ligamento periodontal humano em superfícies de implantes de titânio. Também influenciou a expressão de genes angiogénicos e a proliferação de células endoteliais na superfície do implante de titânio. Células endoteliais na superfície do implante de titânio . O EMD melhorou o crescimento dos fibroblastos gengivais nas superfícies de titânio, juntamente com o aumento da síntese da matriz extracelular. Um relatório anterior demonstrou que a aplicação de EMD pode ser utilizada como um complemento ao desbridamento mecânico no tratamento não cirúrgico da mucosite peri-implantar. Ensaios aleatórios controlados de terapias cirúrgicas para a peri-implantite provaram que a utilização adjuvante de EMD aumentou a sobrevivência do implante e aumentou o nível ósseo marginal.

A periodontite agressiva (AgP) é uma condição inflamatória rara mas adversa, que envolve a destruição do tecido periodontal. A EMD pode ser eficaz na regeneração periodontal em indivíduos com AgP generalizada. A matriz dérmica acelular porcina em cães foi examinada com ou sem EMD em defeitos de recessão da gengiva que foram tratados com um retalho avançado coronalmente; o tratamento combinou o retalho avançado coronalmente juntamente com EMD e matriz dérmica acelular porcina e facilitou a regeneração do periodonto em defeitos de recessão da gengiva.

PRP, PRF e CGF na regeneração periodontal

INTRODUÇÃO ;

A PRF (fibrina rica em plaquetas) foi desenvolvida pela primeira vez em França para utilização no domínio da cirurgia oral e maxilofacial. A fibrina rica em plaquetas de Choukroun (PRF) é um biomaterial de fibrina rica em leucócitos e plaquetas com uma composição específica e uma arquitetura tridimensional. A PRF é classificada como um concentrado de plaquetas de segunda geração, uma vez que é preparada como um concentrado natural sem a adição de quaisquer anticoagulantes. O PRF é frequentemente designado por PRF de Choukroun, uma vez que existem outros concentrados de plaquetas com nomes semelhantes, como o PRF Vivostat (considerado um plasma rico em plaquetas puro) ou o PRF Fibrinet (sem leucócitos). O PRF tem uma rede de fibrina densa com leucócitos, citocinas, glicoproteínas estruturais e também factores de crescimento como o fator de crescimento transformador b1, o fator de crescimento derivado das plaquetas, o fator de crescimento endotelial vascular e glicoproteínas como a trombospondina-1 durante o dia P7. Os leucócitos que se concentram no suporte de PRF desempenham um papel importante na libertação de factores de crescimento, na regulação imunitária9 , nas actividades anti-infecciosas e na remodelação da matriz durante a cicatrização de feridas. O modo de polimerização lenta do PRF e a capacidade cicatricial criam uma arquitetura fisiológica favorável à cicatrização de feridas.

ANTECEDENTES HISTÓRICOS:

Nas últimas duas décadas, as plaquetas são utilizadas como ferramentas poderosas para a regeneração periodontal, devido ao papel fundamental das plaquetas no processo de cicatrização de feridas. Embora a utilização de adesivos de fibrina esteja bem documentada nos últimos 30 anos, a sua utilização ainda é controversa devido à complexidade da preparação e ao risco de infeção cruzada. Posteriormente, foi desenvolvido o plasma concentrado rico em plaquetas (cPRP) com um protocolo de produção menos complexo. É preparado a partir do sangue do próprio doente e é ativado pela adição de trombina e cálcio. A estrutura consiste num suporte de fibrina tridimensional biocompatível com um volume limitado de plasma enriquecido em plaquetas. Quando o PRP é ativado, os factores de crescimento e as proteínas são libertados para o ambiente local, acelerando a cicatrização de feridas pós-operatórias e a reparação de tecidos. Mas a desvantagem da utilização do PRP é que as suas propriedades podem variar consoante a concentração de plaquetas, a quantidade de leucócitos, o tipo de ativador utilizado e o tempo de colocação do suporte de fibrina após a coagulação. Mas existem alguns riscos associados à utilização do PRP. A presença de trombina bovina no PRP pode resultar no desenvolvimento de anticorpos contra os factores de coagulação V, XI e a trombina, o que pode afetar negativamente o processo de coagulação. Além disso, as preparações de trombina bovina contêm o fator de coagulação V, que pode resultar na ativação do sistema imunitário quando confrontado com uma proteína estranha. Outros inconvenientes da utilização do PRP incluem restrições legais ao manuseamento do sangue e também controvérsias na literatura relativamente aos benefícios e aos resultados clínicos da utilização do PRP. Tudo isto levou à criação de uma nova família de concentrado de plaquetas, denominada fibrina rica em plaquetas, que ultrapassa muitas das limitações do PRP. O PRF é um potente material regenerativo autólogo com muitas aplicações clínicas no domínio da periodontia, uma vez que acelera a cicatrização tanto dos tecidos moles como dos tecidos duros.

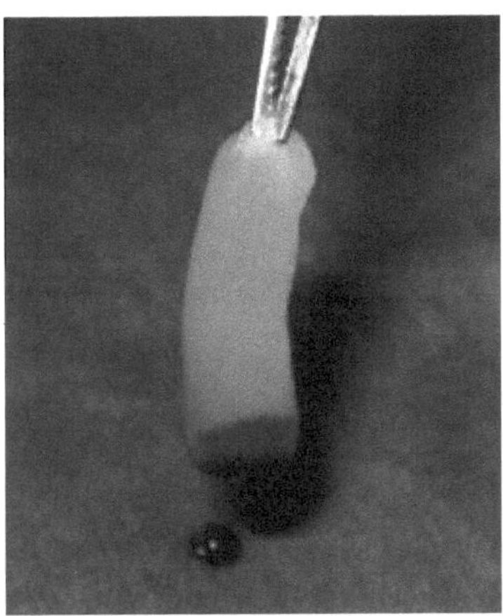

Fibrina rica em plaquetas após centrifugação

A técnica :

PRF INJECTÁVEL :

Miron et al. publicaram uma modificação do PRF: uma formulação líquida de PRF injetável (i-PRF) sem utilização de anticoagulantes. Em comparação com o PRP, após 10 dias, o i-PRF libertou níveis mais elevados de GFs, tais como IGF-1, EGF, PDGF-AA/AB. Para além disso, o i-PRF induziu a maior migração de fibroblastos, enquanto o PRP induziu níveis mais elevados de proliferação celular. Fujioka-Kobayashi et al. observaram que a modificação da velocidade e do tempo de centrifugação influenciam a libertação de GF. À medida que a velocidade de centrifugação diminui, aumenta a libertação de FG e de leucócitos do coágulo de PRF.

FACTOR DE CRESCIMENTO CONCENTRADO (FGC):

O mais recente concentrado de plaquetas Em 2006, Sacco [26] apresentou um relatório sobre o mais recente concentrado de plaquetas - o CGF. O CGF é produzido de uma forma semelhante à utilizada para produzir PRF, mas envolve uma velocidade de centrifugação diferente (Medifuge, Silfradent, Itália). O CGF contém GFs como o VEGF, PDGF, IGF-I e TGFβ1. Em comparação com o PRF, o CGF contém uma matriz de GF-fibrina mais densa e mais rica. Além disso, o CGF tem uma rede de fibrina 3D na qual os factores de crescimento estão intimamente ligados uns aos outros. Isto permite a libertação lenta de factores de crescimento, o que ajuda na cicatrização de feridas.

A TÉCNICA :

Tal como descrito por Bozkurt et al., o sangue IV é colhido em dois tubos de plástico revestidos a vidro de 10 ml sem adição de anticoagulante. Os tubos são imediatamente centrifugados (Medifuge, Silfradent, S. Sofia, Itália) da seguinte forma: 30" de aceleração, 2' 2700 rpm, 4' 2400 rpm, 4' 2700 rpm, 3' 3000 rpm e 36" de desaceleração até ao fim. No final do procedimento, são obtidas quatro camadas, de baixo para cima: Camada de hemácias, camada de GF e de células estaminais (CGF), camada de Buffy coat, camada de soro (PPP) (ver Figura 3). Em seguida, a camada de CGF é separada com uma tesoura cirúrgica esterilizada. O coágulo de CGF é então espremido numa caixa especial com uma espessura de 1 mm. O CGF é então colocado sobre o local alvo.

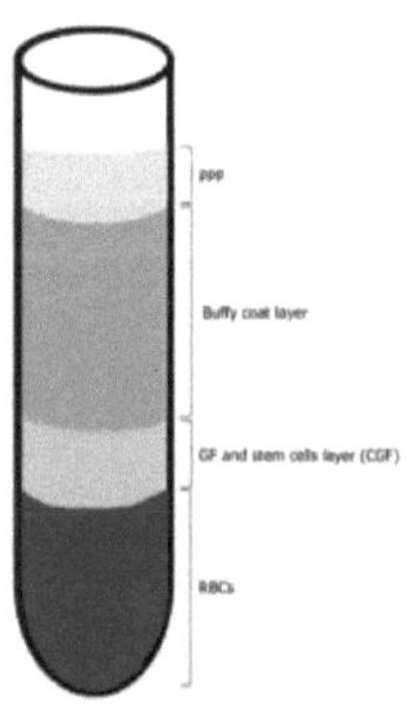

Centrifugação do sangue após a colheita. No final do período de centrifugação, obtêm-se quatro camadas: 1. Camada inferior de hemácias; 2. Camada de células estaminais e GF (CGF); 3. Camada de buffy coat; 4. Camada superior de soro (PPP).

POTENCIAIS BENEFÍCIOS DA UTILIZAÇÃO DE PRF NA REGENERAÇÃO PERIODONTAL :

A fibrina rica em plaquetas é um concentrado de plaquetas de segunda geração que pode melhorar a cicatrização de tecidos moles e duros. As suas vantagens em relação ao plasma rico em plaquetas incluem a facilidade de preparação, a facilidade de aplicação, o custo mínimo e a ausência de modificação bioquímica (não é necessária trombina bovina ou anticoagulante). Isto reduz consideravelmente a manipulação bioquímica do sangue, bem como os riscos associados à utilização de trombina derivada de bovinos. O PRF também contém trombina fisiologicamente disponível que resulta na polimerização lenta do fibrinogénio em fibrina, o que resulta numa arquitetura fisiológica que é

favoráveis à cicatrização de feridas. As citocinas que estão presentes nos concentrados de plaquetas desempenham um papel importante na cicatrização de feridas.

APLICAÇÕES CLÍNICAS PRF :

É um poderoso biomaterial cicatrizante com capacidade regenerativa inerente e pode ser utilizado em vários procedimentos, tais como no tratamento de defeitos intra-ósseos periodontais, no tratamento de furca, em procedimentos de elevação do seio maxilar e como suporte para células periosteais humanas in vitro, que encontra aplicação no domínio da engenharia de tecidos.

INCONVENIENTES DA PRF :

A principal deficiência do PRF é a sua preparação e armazenamento. O benefício clínico do PRF depende do intervalo de tempo entre a velocidade de manuseamento entre a colheita de sangue e a centrifugação, uma vez que o PRF é preparado sem qualquer adição de anticoagulantes. Outra grande desvantagem do PRF é o seu armazenamento após a preparação.40 As membranas de PRF também devem ser utilizadas imediatamente após a preparação, uma vez que encolhem, o que resulta em desidratação e altera a integridade estrutural do PRF. A desidratação também resulta na diminuição do teor de factores de crescimento no PRF e a viabilidade dos leucócitos será afetada negativamente, alterando as suas propriedades biológicas. O PRF, quando armazenado no frigorífico, pode resultar no risco de contaminação bacteriana das membranas. Estas limitações da utilização de PRF podem ser contornadas através da adoção de um protocolo normalizado de preparação e conservação[67].

PLASMA RICO EM PLAQUETAS (PRP):

Em 1997, Whitman et al. publicaram o primeiro artigo sobre a utilização de plasma rico em plaquetas (PRP), a primeira geração de APCs, em cirurgia oral e maxilofacial. Durante a preparação do PRP, foram adicionados trombina xenogénica e anticoagulante. Esta técnica utiliza materiais exógenos e pode causar uma resposta imunológica e infecciosa, tornando a sua utilização controversa. O PRP desempenha um papel vital na cicatrização de feridas. O processo de cicatrização de feridas pode ser dividido em três fases: ativação bioquímica, ativação celular e resposta celular. Em primeiro lugar, há uma conversão da lesão mecânica em sinais bioquímicos. Esta cascata é desencadeada pelo fator Hageman presente no soro. Devido à perturbação da microcirculação, o plasma entra em contacto com as proteínas dos tecidos e com a membrana basal, activando o fator de Hageman e as plaquetas. A cascata de coagulação permite que a fibrina facilite a homeostase e ativa a trombina. A trombina, o cloreto de cálcio e o ADP desencadeiam a ativação das plaquetas, levando à libertação de grânulos alfa das plaquetas, com a subsequente secreção de uma grande variedade de factores de crescimento e diferenciação. A cascata do complemento também inclui a libertação de substâncias que são importantes para a reparação de feridas. Durante este processo, é produzida bradicinina, que provoca vasodilatação e a ativação do plasminogénio para produzir plasmina, que degrada a fibrina. A degradação da fibrina provoca a migração dos monócitos e a vasodilatação. A terceira fase é a resposta celular. Nesta fase, os GFs são libertados das plaquetas. Estes GFs sinalizam as células epiteliais e mesenquimatosas locais para migrarem, dividirem-se e aumentarem a síntese da matriz de colagénio. A contagem de plaquetas no PRP é 338% da contagem de plaquetas do sangue total. O PRP melhora a deposição óssea e a qualidade da regeneração óssea durante o aumento ósseo, uma vez que os GFs do sangue autólogo são fornecidos ao local de tratamento. Para além disso, as concentrações de plaquetas e de FG no PRP são, em média, 3-5 vezes superiores no PRP do que no sangue periférico.

A TÉCNICA NO PERÍODO PRÉ-OPERATÓRIO :

São colhidos 450 ml de sangue num tubo de centrifugação estéril, contendo solução de citrato-fosfato-dextrose (como anticoagulante). Em primeiro lugar, é centrifugado (Medtronic Electromedic, Elmd-500 Autotransfusion system, Parker, CO, EUA) a 5600 rpm. O resultado desta fase é a separação em duas camadas: primeira camada - plasma pobre em plaquetas (PPP); segunda camada - glóbulos vermelhos (RBCs) e buffy coat, que contém plaquetas e glóbulos brancos (WBCs) 1). Apenas a camada de glóbulos vermelhos e a camada leucocitária passam para a segunda fase de separação. O segundo período de centrifugação é efectuado a 2400 rpm para separar a camada leucocitária em PRP e hemácias residuais. Quando o cirurgião necessita de utilizar o PRP, a trombina é dissolvida em 10 ml de cloreto de cálcio a 10% num copo esterilizado. Em seguida, 7 ml de PRP e 2 ml de ar são aspirados para uma seringa de 10 ml com um cateter de calibre 14. De seguida, é aspirado para a seringa 1 ml de uma mistura de trombina + cloreto de cálcio. Em 5-30 s, a trombina permite a polimerização da fibrina num gel insolúvel, a desgranulação das plaquetas e a libertação de GFs e citocinas. O gel é injetado no local desejado[64]. É de notar que existe uma diferença na quantidade de plaquetas: a contagem de plaquetas e de leucócitos é mais elevada em pessoas mais jovens e mais elevada nas mulheres do que nos homens.

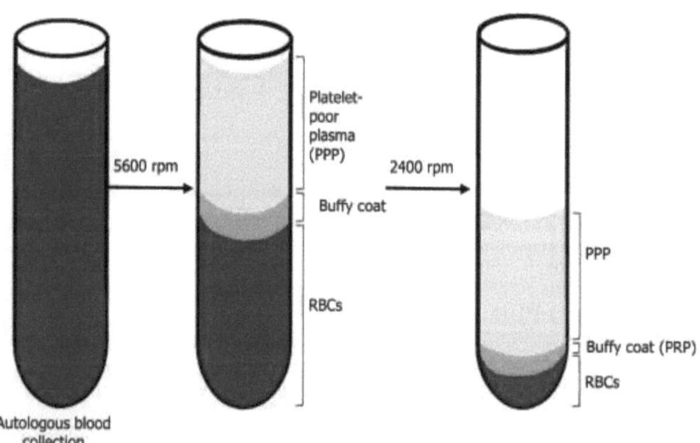

Centrifugação do sangue após a colheita. Após o primeiro período de centrifugação, há uma separação de duas camadas: na parte superior, plasma pobre em plaquetas (PPP), na parte inferior, glóbulos vermelhos (RBCs) e buffy coat. Os produtos do segundo período de centrifugação são: plasma superior pobre em plaquetas (PPP); camada inferior de leucócitos (PRP) e hemácias residuais

Ácido hialurónico na regeneração periodontal

INTRODUÇÃO:

O hialuronato, também identificado como hialuronano ou "HA", é um polissacárido linear não sulfatado, de massa molecular mais elevada, presente no tecido conjuntivo, no fluido sinovial, na matriz extracelular e noutros tecidos. Tem uma variedade de funções biológicas e físicas, incluindo interações extracelulares, celulares e de factores de crescimento, regulação da pressão osmótica e lubrificação dos tecidos. Todos estes papéis contribuem para a integridade estrutural e homeostática do tecido. Nos tecidos periodontais invadidos por flora submicrobiana, o AH tem propriedades antiedematosas e anti-inflamatórias. A utilização do AH no tratamento de processos inflamatórios está estabelecida em áreas médicas como a ortopedia, a dermatologia e a oftalmologia. Tem sido utilizado na radioepitelite, na osteoartrite do joelho, na artrite reumatoide e na cirurgia da catarata. Rabasseda reviu a sua ampla utilização no tratamento das afecções inflamatórias do joelho e da articulação temporomandibular, o que levou ao estudo da sua aplicação tópica no tratamento das doenças periodontais.

No domínio da medicina dentária, foram realizados ensaios clínicos preliminares por Vangelisti e Pagnacco et al. em 1997. O hialuronato demonstrou efeitos anti-inflamatórios, anti-edematosos e anti-bacterianos para o tratamento da gengivite e da periodontite. O efeito anti-inflamatório pode ser devido à ação do hialuronano exógeno como um sequestrador, drenando prostaglandinas, metaloproteinases e outras moléculas bioactivas. O efeito anti-edematoso pode também estar relacionado com a atividade osmótica. Devido às suas propriedades de aceleração da cicatrização dos tecidos, poderia ser utilizado como adjuvante da terapia mecânica. No entanto, é concebível que a administração de hialuronano nos locais das feridas periodontais possa alcançar efeitos benéficos comparáveis na regeneração dos tecidos periodontais e no tratamento da doença periodontal. O ácido hialurónico tem sido estudado como metabolito ou marcador de diagnóstico de inflamação no fluido crevicular gengival, bem como um fator significativo no crescimento, desenvolvimento e reparação de tecidos.

ANTECEDENTES HISTÓRICOS:

O ácido hialurónico foi descoberto em 1934 por Karl Meyer e o seu colega John Palmer, cientistas da Universidade de Columbia, em Nova Iorque, que isolaram uma substância química da geleia vítrea dos olhos de vaca. Propuseram o nome ácido hialurónico, uma vez que derivava da palavra grega hyalos (vidro) e continha duas moléculas de açúcar, uma das quais era o ácido urónico.

Estrutura:

O AH é um glicosaminoglicano não sulfatado com um peso molecular natural de 4.000 a 20.000.000 daltons. A estrutura do AH é constituída por ligações alternadas 1-3 e 1-4 que ligam "unidades dissacáridas polianiónicas de ácido glucourónico e N-acetilglucosamina". É um polissacárido de cadeia reta que se encontra no fluido sinovial, no tecido conjuntivo, no mesênquima embrionário, na pele, no humor vítreo e numa variedade de outros órgãos e tecidos do corpo. O HA pode ser sintetizado por quase todas as células do corpo, e o processo ocorre na membrana celular.

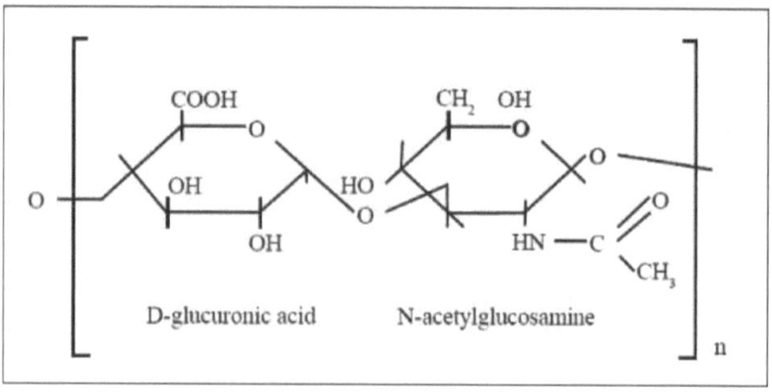

Unidade dissacárida repetitiva do hialuronano

MECANISMO DE ACÇÃO:

A maioria das células do corpo pode sintetizar o AH, que é um dos principais componentes polissacáridos da matriz extracelular do tecido conjuntivo. Ajuda na hidrodinâmica dos tecidos, na migração e proliferação celular, bem como na melhoria das propriedades cicatrizantes dos tecidos. O HA ajuda na quimiotaxia, proliferação e diferenciação efectiva das células mesenquimatosas, acelerando a regeneração do osso.

FONTE, RESERVATÓRIO CORPORAL E CONSUMO DE ÁCIDO HIALURÓNICO (HA)

A quantidade de HA na pele humana é estimada em 5 gramas. O AH pode ser encontrado na maioria dos tecidos periodontais, como a gengiva e o ligamento periodontal (PDL). As enzimas da Hialuronan Synthase (HAS) (HAS1, HAS2 e HAS3) sintetizam Hialuronan (HY) de alto peso molecular na gengiva e PDL, cementoblastos no cemento e osteoblastos no osso alveolar, bem como em quantidades menores em tecidos mineralizados como o osso alveolar e o cemento

PROPRIEDADES DO ÁCIDO HIALURÓNICO (HA):

O HA é higroscópico por natureza, viscoelástico, tem um efeito bacteriostático e é biocompatível, não antigénico e tem propriedades anti-inflamatórias, anti-edematosas e anti-oxidantes.

FUNÇÕES :

O hialuronano tem muitas funções estruturais e fisiológicas nos tecidos, incluindo interações extracelulares e celulares, interação com factores de crescimento e na regulação da pressão osmótica e da lubrificação dos tecidos, que ajudam a manter a integridade estrutural e homeostática dos tecidos.

Modulação da inflamação

Nas fases iniciais da inflamação

Aumento da infiltração de células inflamatórias e de células da matriz extracelular no local da ferida, elevação da produção de citocinas pró-inflamatórias por células inflamatórias e células da matriz extracelular.

Organização e estabilização da matriz do tecido de granulação.

Elimina espécies reactivas de oxigénio, como o radical superóxido (-O 2) e o radical hidroxilo (-OH), prevenindo assim a destruição periodontal.

Inibição das serino-proteinases derivadas de células inflamatórias. [87]

ESTIMULAÇÃO DA MIGRAÇÃO, PROLIFERAÇÃO E DIFERENCIAÇÃO CELULAR:

A notável hidrofilicidade do ácido hialurónico torna o coágulo mais recetivo e, portanto, mais suscetível de ser colonizado pelas células empenhadas na reconstrução do tecido danificado através da migração, proliferação e diferenciação de queratinócitos mesenquimais e basais.

EFEITO NA ANGIOGÉNESE :

O ácido hialurónico de baixo peso molecular tem um efeito angiogénico acentuado, enquanto que, surpreendentemente, o de alto peso molecular tem o efeito oposto.

POTENCIAL OSTEOCONDUTOR:

O ácido hialurónico acelera a regeneração óssea através da quimiotaxia, da proliferação e da diferenciação sucessiva das células mesenquimatosas. O ácido hialurónico partilha as caraterísticas de indução óssea com substâncias osteogénicas como a proteína morfogenética óssea-2 e a osteopontina.

FUNÇÃO DE SUPORTE :

O ácido hialurónico pode atuar como biomaterial de suporte para outras moléculas, como a BMP-2 e o PDGF-BB, utilizadas em técnicas de regeneração óssea guiada e na investigação em engenharia de tecidos.

EFEITO BACTERIOSTÁTICO :

Estudos recentes sobre procedimentos cirúrgicos regenerativos indicam que a redução da carga bacteriana no local da ferida pode melhorar o resultado clínico da terapia regenerativa. A elevada concentração de ácido hialurónico de peso molecular médio e inferior tem o maior efeito bacteriostático, particularmente nas estirpes de Aggregatibacter actinomycetemcomitans, Prevotella oris Scientific Name Search phylococcus aureus Scientific Name Search habitualmente encontradas em lesões gengivais orais e feridas periodontais. A aplicação clínica de membranas, géis e esponjas de ácido hialurónico durante a terapia cirúrgica pode reduzir a contaminação bacteriana do local da ferida cirúrgica, diminuindo assim o risco de infeção pós-cirúrgica e promovendo uma regeneração mais previsível.

SÍNTESE DE HA:

O AH é um glicosaminoglicano com carga negativa que difere de outros glicosaminoglicanos. Nos mamíferos, a síntese de HA ocorre na membrana plasmática celular, enquanto a síntese de glicosaminoglicanos ocorre frequentemente no aparelho de Golgi. Além disso, a síntese do AH ocorre através de três isoenzimas da hialuronano sintase (HAS1, 2 e 3).[88] O AH apresenta um peso molecular elevado de 10 -10^{34} kDa, um comprimento de 2-25 µm e não contém quaisquer grupos sulfato. O líquido sinovial, a epiderme, o cordão umbilical e outros tecidos apresentam as concentrações mais elevadas de HA, enquanto o soro sanguíneo apresenta a concentração mais baixa. Uma proteína ligada à membrana presente nas membranas plasmáticas produz HA através do transporte de monossacáridos activados para cadeias de glicosaminoglicanos e da libertação de difosfato de uridina, segregado diretamente no espaço extracelular. A drenagem linfática para o sistema circulatório ou o metabolismo local provoca a renovação do AH nos tecidos. Dependendo da sua remoção, o AH apresenta uma semi-vida tecidular que varia entre 12 horas e 2-3 dias.

O ÁCIDO HIALURÓNICO TEM UM PAPEL MULTIFUNCIONAL NA PERIODONTIA:

- A aplicação tópica de gel de ácido hialurónico subgengival pode ser utilizada como agente antimicrobiano como adjuvante da destartarização e alisamento radicular.

- Regeneração óssea em defeitos ósseos periodontais.

- Regeneração óssea guiada.

- Tratamento não cirúrgico de bolsas peri-implantares.

- Manutenção peri-implantar de implantes de função imediata.

- Como enxerto autólogo de células de ácido hialurónico para aumento gengival em cirurgia mucogengival.

- Como transportador de novas moléculas em vários procedimentos regenerativos.

- Como suporte biomaterial na investigação em engenharia de tecidos.

- Utilização de HA na regeneração periodontal, tal como em defeitos infra-ósseos, recessão gengival e reconstrução da papila: Verificou-se que a aplicação tópica de HA nas regiões subgengivais minimiza a atividade microbiana, ajuda na regeneração óssea em defeitos ósseos periodontais profundos e é útil na regeneração óssea dirigida, no tratamento não cirúrgico de bolsas de peri-implantite, na manutenção peri-implantar de implantes imediatamente inseridos e no aumento gengival na cirurgia mucogengival.

SEGURANÇA:

O ácido hialurónico é biocompatível e intrinsecamente seguro para utilização, não tendo sido encontrada qualquer evidência de citotoxicidade. O ácido hialurónico em gel, injetável ou oral (pela boca), não deve ser utilizado em doentes com alergias.

EFEITOS ADVERSOS:

Os efeitos secundários do ácido hialurónico, embora não sejam graves, incluem hematomas, inchaço, vermelhidão, dor, comichão e sensibilidade no local da injeção.

DISPONIBILIDADE:

Hyaloss® matrix, nomes comerciais de produtos compostos inteiramente por um éster de ácido hialurónico com álcool benzílico (HYAFF™), numa concentração que varia entre 20 e 60 mg/ml. Hyaloss matrix é um produto fabricado como um sólido em forma de fibras que forma um gel quando hidratado, libertando ácido hialurónico puro durante cerca de 10 dias. É altamente polivalente porque à temperatura ambiente pode formar um gel biodegradável e biocompatível que pode ser adaptado pelo operador à consistência desejada, regulando o volume de sangue e soro fisiológico[110].

Gengigel® (Ricerfarma S.r.l., Milano, Itália) contém fracções de ácido hialurónico de elevado peso molecular numa formulação em gel com uma concentração de 0,2% para o seu efeito no tratamento da gengivite induzida por placa bacteriana como adjuvante da destartarização e alisamento radicular. A utilização adjuvante de hialuronano a 0,8% após um desbridamento mecânico completo tem potencialmente grandes benefícios clínicos em termos de melhoria da cicatrização após uma terapia não cirúrgica.

Gengigel® está disponível em diferentes apresentações para ajudar a eficácia do tratamento e a adesão do paciente a longo prazo. Está disponível sob a forma de tubos e aplicadores para utilização durante a cirurgia, colutórios e sprays orais para os doentes continuarem o tratamento em casa. O Gengigel, enquanto produto para uso oral, foi avaliado através de testes de irritação cutânea, potencialidade de sensibilização e teste de absorção percutânea, tendo-se comprovado que é um produto seguro e não irritante.

PAPEL DO HA NA CICATRIZAÇÃO DE FERIDAS:

O AH desempenha um papel em numerosos processos fisiológicos e biológicos, servindo como um componente estrutural da cartilagem e de outros tecidos. Para produzir proteoglicanos, o AH interage com proteínas ricas em numerosas formas de glicosaminoglicanos. Aumenta a infiltração de células inflamatórias e da matriz extracelular, contribuindo para a inflamação. Assim, o HA apresenta o potencial de afetar o comportamento celular através da influência no ambiente que rodeia as células. O AH está envolvido em numerosas funções celulares que aumentam a cicatrização dos tecidos, tais como a proliferação, a locomoção e o reconhecimento das células. Isto torna o HA cada vez mais suscetível de ser colonizado por células de reparação de tecidos. Na sua forma altamente purificada, o HA tem sido utilizado em medicina há vários anos, devido às suas caraterísticas físico-químicas e à sua não imunogenicidade. Como o AH retém água em grandes quantidades, afecta e melhora a regeneração dos tecidos, evitando assim a produção de crostas e cicatrizes. Foi proposto que o AH estimula a angiogénese, levando a um aumento dos níveis de cicatrização de feridas na matriz óssea. Com um peso molecular baixo, o AH é angiogénico, enquanto que com um peso molecular elevado, o AH é anti-angiogénico. O HA de elevado peso molecular aumenta a osteo-indução ou a produção de osso durante a cicatrização de feridas. Os resultados de estudos anteriores demonstraram que o AH exógeno exerce benefícios satisfatórios na cicatrização de feridas. Na dermatologia cosmética, o AH é também utilizado como preenchimento dérmico. Uma vez que faz parte integrante da migração celular, da organogénese e do desenvolvimento, o AH apresenta potencial para a engenharia de tecidos. A esterificação e a reticulação do AH são duas modificações que proporcionam a estrutura semelhante a um gel e a rigidez necessária para a sementeira de células. Estes biopolímeros são biodegradáveis e ajudam os fibroblastos, os condrócitos e as células estaminais mesenquimais a proliferar. O HA tem sido utilizado como agente quimioterapêutico no tratamento da gengivite. Além disso, a osseointegração de implantes dentários indica o envolvimento do AH . Como o AH apresenta propriedades de indução óssea, pode apresentar potencial como um andaime biomaterial na regeneração óssea guiada e na engenharia de tecidos. Em 2022, Ibraheem *et al* demonstraram uma melhoria da cicatrização de feridas em alvéolos de extração após tratamento com HA. Além disso, o HA apresentou efeitos bacteriostáticos dependentes da dose numa série de microrganismos na fase planctónica[102].

<u>**Terapia genética para a administração de factores de crescimento**</u>

INTRODUÇÃO :

Factores de crescimento Os factores de crescimento polipeptídicos são uma classe de mediadores biológicos naturais que regulam a proliferação, a migração e a síntese da matriz extracelular de uma variedade de tipos de células, incluindo as derivadas do periodonto. Foram descritos pela primeira vez em 1960 no fluido sanguíneo do soro fetal de vitelo. Avanços recentes na clonagem molecular comprovaram a aplicação de factores de crescimento na engenharia de tecidos, utilizada como uma abordagem de tratamento alternativa para a regeneração periodontal. Em geral, os factores de crescimento são sintetizados como formas pró-peptídicas que são biologicamente activas e armazenadas no citoplasma. Os factores de crescimento e a interação dos seus cognatos medeiam várias vias de sinalização intracelular e modulam a resposta das células-alvo através da alteração da atividade genética. Os factores de crescimento de ação local regulam o desenvolvimento e a função das células e oferecem o potencial para regenerar tipos de tecidos. Os factores de crescimento são proteínas que podem atuar localmente ou sistemicamente para afetar o crescimento e a função das células de várias formas. A aplicação de factores de crescimento para restaurar tecidos danificados visa a regeneração através de processos biomiméticos ou que imitam os processos que ocorrem durante o desenvolvimento embrionário e pós-natal[104].

MECANISMO DE ACÇÃO DO SISTEMA DE ENTREGA DE GENES :

A terapia de entrega de genes para a regeneração periodontal identifica um gene defeituoso e fornece ao paciente cópias funcionais desse gene específico através de um sistema de entrega de genes in vivo e ex vivo. A transferência do gene terapêutico para a célula-alvo do paciente requer um transportador chamado vetor, que pode ser um vírus ou um plasmídeo D.N.A. Quando o suporte que contém as construções genéticas é implantado no defeito do tecido, as células hospedeiras migram para o implante, absorvem as construções genéticas e começam a produzir a proteína codificada.

TIPOS DE MOLÉCULAS SINALIZADORAS/Mediadores bioquímicos/factores de crescimento incluem: Proteínas morfogénicas ósseas, fator de crescimento dos fibroblastos, fator de crescimento derivado das plaquetas, fator de crescimento transformador, fator de crescimento epidérmico, fator de crescimento derivado do cemento, fator de crescimento derivado das paratiróides e fator de crescimento semelhante à insulina.

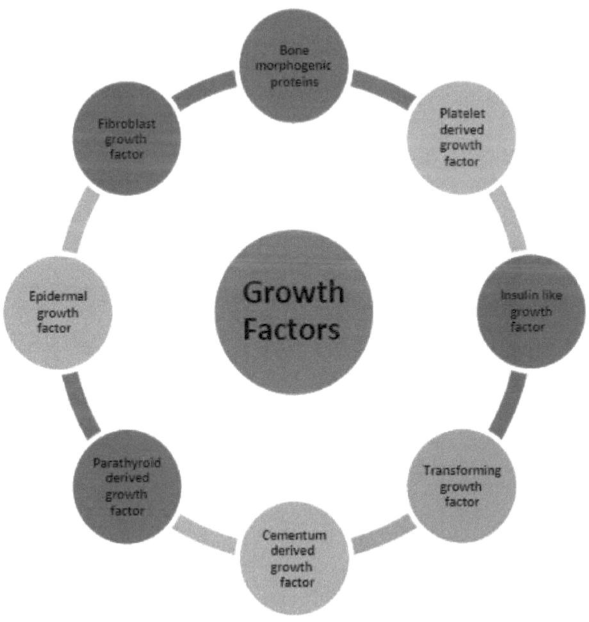

MECANISMO DE ACÇÃO :

A libertação de factores de crescimento pode afetar as células-alvo de forma autócrina, jucrina ou intracrina. Em certas concentrações, os factores de crescimento aumentam substancialmente a taxa de renovação celular através de mensageiros intracelulares secundários de fosfodiesterase, diacilglicerol e C. quinase que podem regular a síntese de ADN, resultando em mitose. Poucos factores de crescimento estimulam a diferenciação celular e regulam a síntese da matriz extracelular. O fator de crescimento derivado das plaquetas actua como um quimio-atrativo para uma variedade de células. Os factores de crescimento funcionam através de vias intracelulares altamente complexas para regular o PH intracelular, influenciando assim a atividade genética. A ativação do recetor pelo fator de crescimento inicia uma cascata de alterações bioquímicas intracelulares[114].

IMPLICAÇÃO DOS FACTORES DE CRESCIMENTO NA ENGENHARIA DE TECIDOS PERIODONTAIS :

O fator de crescimento derivado das plaquetas foi descoberto pela primeira vez por Lynch e seus colaboradores no final de 1805 para promover a regeneração do osso, do cemento e do ligamento periodontal. É o primeiro fator de crescimento a ser avaliado em estudos pré-clínicos de regeneração periodontal e peri-implantar. Contém mediadores biológicos que regulam a proliferação e a migração de fibroblastos gengivais e do ligamento periodontal, cementoblastos, pré-osteoblastos e células osteoblásticas no local da ferida. Existem quatro isoformas de factores de crescimento derivados das plaquetas, nomeadamente o fator de crescimento derivado das plaquetas -A, -B, -C, -D. As partes maduras das cadeias A e B são 100 aminoácidos que partilham 60% dos aminoácidos. As cadeias C e D são activadas por proteólise. O PDGF estimula a síntese de ADN e a replicação celular nos osteoblastos, bem como aumenta a síntese de colagénio ósseo e a taxa de aposição da matriz óssea. O PDGF-BB é mais eficaz na mitogénese das células PDL e na biossíntese da matriz. O homodímero de PDGF BB humano recombinante (rhPDGF-BB) é um potente recrutador e um forte fator mitogénico para células cruciais para

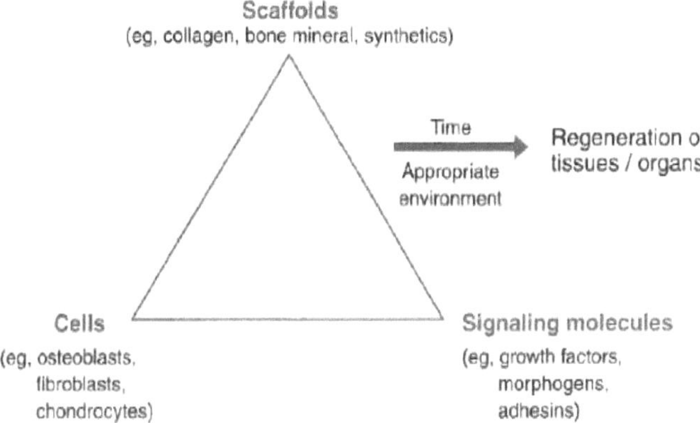

O rhPDGF-BB também regula a angiogénese. Estas propriedades permitem que o rhPDGF-BB desencadeie a cascata de reparação e regeneração do osso e dos tecidos moles adjacentes. Howell et .al realizaram um estudo para avaliar o potencial regenerativo de uma combinação de fator de crescimento derivado de plaquetas-BB (PDGF-BB) humano recombinante (rh) e fator de crescimento semelhante à insulina-I (IGF-I) no tratamento de defeitos infra-ósseos periodontais em humanos. Concluíram que a aplicação local de rhPDGF-BB e rhIGF-I em lesões periodontais era segura e eficaz na regeneração do osso perdido. Vários estudos foram realizados por Park et.al11, Cho.et.al, Camelo et.al, Nevin et.al, Jayakumar et .al para avaliar o potencial regenerativo do

PDGF-BB, quer isoladamente quer em combinação com aloenxertos, incluindo enxerto ósseo desmineralizado seco congelado e fosfato beta-tricálcico, e concluíram que o PDGF-BB provou ser um bom adjuvante dos enxertos ósseos na regeneração do osso.

TRANSFERÊNCIA DO GENE DO FACTOR DE CRESCIMENTO DERIVADO POR PLAQUETA: Jin et al. demonstraram que a transferência direta in vivo do gene PDGF-B estimulou a regeneração periodontal em defeitos periodontais infra-ósseos em ratos. A histologia descritiva e a histomorfometria revelaram que a administração do gene PDGF-B humano promove a regeneração do cemento e do osso alveolar, enquanto que o PDGF-1308, um mutante dominante-negativo do PDGF-A, tem efeitos mínimos na regeneração dos tecidos periodontais O fator de crescimento derivado das plaquetas (PDGF) é um fator de crescimento ativo, que é um produto de dois genes distintos PDGF-A e PDGF-B. O PDGF estimula a síntese de ADN e a replicação celular nos osteoblastos, bem como aumenta a síntese de colagénio ósseo e a taxa de aposição da matriz óssea.

FACTO DE CRESCIMENTO DE FIBROBLASTOS -2 Takayama et al, investigaram o papel do fator de crescimento de fibroblastos -2 na regeneração periodontal como um quimio-atrativo para as células do ligamento periodontal durante a cicatrização de feridas periodontais[106]. Kitamura et al. investigaram a eficácia da aplicação local do fator de crescimento de fibroblastos humanos recombinante-2 (FGF-2) na regeneração periodontal. Foi demonstrado que o fator básico de crescimento de fibroblastos (bFGF ou FGF-2) tem uma potente atividade angiogénica e o potencial para induzir o crescimento de células PDL imaturas. O nível de ARNm da laminina nas células PDL, que desempenha um papel importante na angiogénese, é regulado positivamente pela estimulação com FGF-2. Assim, pode, por sua vez, acelerar a regeneração periodontal. O Fator de Crescimento Transformador-β é o nome dado a um grupo de proteínas homodiméricas envolvidas na formação e desenvolvimento de muitos tecidos. Uma vez secretado, o ligando liga-se a receptores heterodiméricos transmembranosos, activando um grupo de proteínas intracelulares. As proteínas intracelulares fosforiladas iniciam uma via de sinalização intracelular que ativa um conjunto de genes.

ENTREGA DE GENES DA PROTEÍNA MORFOGENÉTICA ÓSSEA:

Numa abordagem inicial para regenerar o osso alveolar num modelo animal, verificou-se que a administração ex vivo de BMP-7 murina com codificação Ad promoveu a regeneração do tecido periodontal em grandes defeitos ósseos periodontais mandibulares. A transferência do gene BMP-7 não só melhorou a reparação do osso alveolar como também estimulou a cementogénese e a formação de fibras PDL. Quando os genes que codificam o antagonista da BMP foram transferidos, verificou-se a inibição da formação de tecido periodontal. Um estudo recente de Dunn et al. demonstrou que a administração direta in vivo de genes Ad/BMP-7 num suporte de gel de colagénio promoveu a regeneração bem sucedida de defeitos ósseos alveolares em redor de implantes dentários. Estas experiências fornecem provas promissoras que demonstram a viabilidade da terapia genética in vivo e ex vivo para a regeneração dos tecidos periodontais e a osteointegração peri-implantar. A terapia genética para a engenharia de tecidos periodontais provoca a transferência de informação genética para as células, levando à síntese de uma proteína de interesse que ajudaria na regeneração do periodonto perdido. Por conseguinte, a terapia genética pode ser considerada como um avanço no sentido da regeneração periodontal[110].

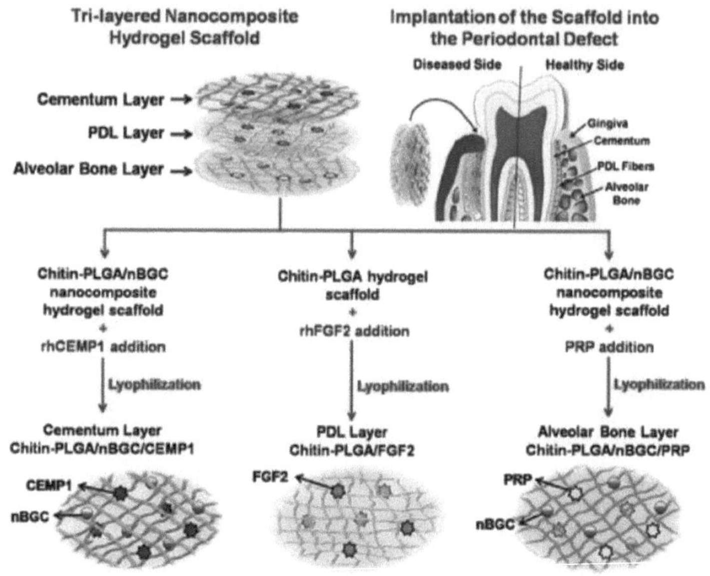

Representação esquemática da formação de uma estrutura de hidrogel nanocompósito com três camadas (cada camada incorpora diferentes factores de crescimento ou factores de crescimento contendo preparações) para a regeneração simultânea de múltiplos tecidos periodontais fator de crescimento-2; PDL, ligamento periodontal; PLGA, ácido poli(*lático-co-glicólico*); PRP, plasma rico em plaquetas; nBGC, cerâmica de vidro nanobioactiva; rhCEMP1, proteína-1 do cemento humano recombinante; rhFGF, fator de crescimento de fibroblastos humanos recombinante.

Abreviaturas

1.	AcOH	Acetic acid
2.	API	Active pharmaceutical ingredient
3.	β-TCP	β-tricalcium phosphate
4.	bFGF	Basal fibroblast growth factor
5.	BG	45S5 bioactive glass
6.	BMP-6	Bone morphogenetic factor 6
7.	BSA	Bovine serum albumin
8.	CA	Citric acid
9.	CS	Chitosan
10.	DCM	Dichloromethane
11.	DEX	Dextran
12.	DMF	Dimethylformamide
13.	DMSO	Dimethyl sulfoxide

14.	EA	Ethyl alcohol
15.	GTR	Guided tissue regeneration
16.	HA	Hydroxyapatite
17.	LDH	Layered double hydroxides
18.	NSAID	Non-steroidal anti-Inflammatory
19.	PDGF	Platelet-derived growth factor
20.	PDL	Periodontal ligament
21.	PGA	polyglycolic acid
22.	SRP	Scaling and root planning
23.	UV–vis ACS	Ultraviolet–visible absorbable collagen sponge
24.	BMP(s)	bone morphogenetic protein(s)
25.	EGF	epidermal growth factor
26.	ECM	extracellular matrix

27.	EMD	enamel matrix derivatives
28.	FGF(s)	fibroblast growth factor(s)
29.	HA	hyaluronic acid
30.	KGF	keratinocyte growth factor
31.	FDA	Food and Drug Administration
32.	PDGF(s)	platelet-derived growth factor(s)
33.	PRP	platelet-rich plasma
34.	TCP	tricalcium phosphate
35.	TGF-β	transforming growth factor-β

Referências

1.Health U.S.D.o., Human S. NIH Publication; 2000. Saúde Oral na América: Um Relatório do Cirurgião Geral; pp. 155-188. [Google Scholar].

2. Deas D.E. Scaling and root planing vs. conservative surgery in the treatment of chronic periodontitis. *Periodontol.* 2000;71(1):128-139. 2016. [PubMed] [Google Scholar]

3. Graziani F. Tratamento não cirúrgico e cirúrgico da periodontite: quantas opções para uma doença? *Periodontol.* 2000;75(1):152-188. 2017. [PubMed] [Google Scholar]

4. Smiley C.J. Evidence-based clinical practice guideline on the nonsurgical treatment of chronic periodontitis by means of scaling and root planing with or without adjuncts. *J. Am. Dent. Assoc.* 2015;146(7):525-535. [PubMed] [Google Scholar]

5. John M.T. Network meta-analysis of studies included in the Clinical Practice Guideline on the nonsurgical treatment of chronic periodontitis. *J. Clin. Periodontol.* 2017;44(6):603-611. [PMC free article] [PubMed] [Google Scholar]

6. Villar C.C., Cochran D.L. Regeneração dos tecidos periodontais: regeneração tecidular guiada. *Dent. Clin.* 2010;54(1):73-92. [PubMed] [Google Scholar]

7. Kao R.T., Nares S., Reynolds M.A. Regeneração periodontal - defeitos intra-ósseos: uma revisão sistemática do Workshop de Regeneração da AAP. *J. Periodontol.* 2015;86(2 Suppl):S77-S104. [PubMed] [Google Scholar]

8. Lin Z., Rios H.F., Cochran D.L. Emerging regenerative approaches for periodontal reconstruction: a systematic review from the AAP Regeneration Workshop. *J. Periodontol.* 2015;86(2 Suppl):S134-S152. [PubMed] [Google Scholar]

9. Li F. Avaliação do FGF-2 e PDGF-BB humanos recombinantes na regeneração periodontal: uma revisão sistemática e meta-análise. *Sci. Rep.* 2017;7(1):65. [PMC free article] [PubMed] [Google Scholar]

10. Nanci A. Elsevier; 2013. Histologia Oral de Ten Cate: Development, Structure, and Function. [Google Scholar]

11. Langer R., Vacanti J.P. Tissue engineering. *Science.* 1993;260(5110):920–926. [PubMed] [Google Scholar]

12. Ramseier C.A. Tecnologias reconstrutivas avançadas para a reparação de tecidos periodontais. *Periodontol.* 2000;59(1):185-202. 2012. [PMC free article] [PubMed] [Google Scholar]

13. Chen F.M. Uma revisão da tecnologia regenerativa endógena na medicina regenerativa periodontal. *Biomaterials.* 2010;31(31):7892–7927. [PubMed] [Google Scholar]

14. Han J. Stem cells, tissue engineering and periodontal regeneration (Células estaminais, engenharia de tecidos e regeneração periodontal). *Aust. Dent. J.* 2014;59(Suppl 1):117-130. [PubMed] [Google Scholar]

15. Sculean A. Biomateriais para promover a regeneração periodontal em defeitos intra-ósseos humanos: uma revisão sistemática. *Periodontol.* 2000;68(1):182-216. 2015. [PubMed] [Google Scholar]

16. Larsson L. Regenerative medicine for periodontal and peri-implant diseases (Medicina regenerativa para doenças periodontais e peri-

implantares). *J. Dent. Res.* 2016;95(3):255-266. [PMC free article] [PubMed] [Google Scholar]

17. Gottlow J. New attachment formation as the result of controlled tissue regeneration. *J. Clin. Periodontol.* 1984;11(8):494-503. [PubMed] [Google Scholar]

18. Karring T. Desenvolvimento do conceito biológico de regeneração tecidular guiada - estudos em animais e humanos. *Periodontol.* 2000;1(1):26-35. 1993. [PubMed] [Google Scholar]

19. Needleman I.G. Guided tissue regeneration for periodontal infra-bony defects (Regeneração tecidular guiada para defeitos infra-ósseos periodontais). *Base de dados Cochrane Syst. Rev.* 2006;(2) [PubMed] [Google Scholar]

20. Rakmanee T. Radiographic outcomes following treatment of intrabony defect with guided tissue regeneration in aggressive periodontitis (Resultados radiográficos após o tratamento de defeitos intra-ósseos com regeneração tecidular guiada na periodontite agressiva). *Clin. Oral Invest.* 2016;20(6):1227–1235. [PubMed] [Google Scholar]

21. Wu Y.C. Comparações de terapias regenerativas periodontais: uma meta-análise sobre a eficácia a longo prazo. *J. Clin. Periodontol.* 2017;44(5):511-519. [PubMed] [Google Scholar]

22. Bosshardt D.D., Sculean A. Does periodontal tissue regeneration really work? *Periodontol.* 2000;51:208-219. 2009. [PubMed] [Google Scholar]

23. Du J. Allogeneic bone marrow mesenchymal stem cell transplantation for periodontal regeneration (Transplante alogénico de células estaminais mesenquimais da medula óssea para regeneração periodontal). *J. Dent. Res.* 2014;93(2):183-188. [PubMed] [Google Scholar]

24. Li H. Aplicação de células estaminais mesenquimais autólogas criopreservadas da medula óssea para regeneração periodontal em cães. *Cells Tissues Organs (Células, Tecidos e Órgãos).* 2009;190(2):94-101. [PubMed] [Google Scholar]

25. Yu B.H., Zhou Q., Wang Z.L. Periodontal ligament versus bone marrow mesenchymal stem cells in combination with Bio-Oss scaffolds for ectopic and in situ bone formation: a comparative study in the rat. *J. Biomater. Appl.* 2014;29(2):243-253. [PubMed] [Google Scholar]

26. Requicha J.F. Uma abordagem de engenharia de tecidos para a regeneração periodontal baseada num scaffold biodegradável de dupla camada e células estaminais derivadas do tecido adiposo. *Tissue Eng.* 2014;20(17-18):2483-2492. [PMC free article] [PubMed] [Google Scholar]

27. Seo B.M. Investigation of multipotent postnatal stem cells from human periodontal ligament (Investigação de células estaminais pós-natais multipotentes do ligamento periodontal humano). *Lancet.* 2004;364(9429):149–155. [PubMed] [Google Scholar]

28. Liu Y. Tratamento da periodontite em suínos miniatura mediado por células estaminais do ligamento periodontal. *Stem Cell.* 2008;26(4):1065–1073. [PMC free article] [PubMed] [Google Scholar]

29. Hu J. Periodontal regeneration in swine after cell injection and cell sheet transplantation of human dental pulp stem cells following good manufacturing practice (Regeneração periodontal em suínos após injeção de células e transplante de folhas de células de células estaminais da polpa dentária humana segundo as boas práticas de fabrico). *Stem Cell Res. Ther.* 2016;7(1):130. [PMC free article] [PubMed] [Google Scholar]

30. Jiang W. A incorporação de nanofibras PCL-PEG alinhadas em suportes porosos de quitosano melhorou a orientação das fibras de colagénio no periodonto regenerado. *Ata Biomater.* 2015;25:240-252. [PubMed] [Google Scholar]

31. Park C.H. 3D printed, microgroove pattern-driven generation of oriented ligamentous architectures. *Int. J. Mol. Sci.* 2017;18(9) [PMC artigo gratuito] [PubMed] [Google Scholar]

32. Park C.H. Micro-canais controlados espácio-temporalmente de suportes mimetizadores periodontais. *J. Dent. Res.* 2014;93(12):1304-1312. [PMC free article] [PubMed] [Google Scholar]

33. Sheikh Z. Natural graft tissues and synthetic biomaterials for periodontal and alveolar bone reconstructive applications: a review. *Biomater. Res.* 2017;21:9. [PMC free article] [PubMed] [Google Scholar]

34. Scantlebury T.V. 1982-1992: uma década de desenvolvimento tecnológico para a regeneração guiada de tecidos. *J. Periodontol.* 1993;64(11 Suppl):1129-1137. [PubMed] [Google Scholar]

35. Sam G., Baiju R.M. Evolution of barrier membranes in periodontal Regeneration-"Are the third generation membranes really here? 2014;8 ZE14-Z17. [PMC free article] [PubMed] [Google Scholar]

36. Cortellini P., Pini Prato G., Tonetti M.S. Regeneração periodontal de defeitos intra-ósseos humanos com membranas reforçadas com titânio. Um ensaio clínico controlado. *J. Periodontol.* 1995;66(9):797-803. [PubMed] [Google Scholar]

37. Khanna R. Membrana de titânio puro (ultra - Ti((R))) no tratamento de defeitos ósseos periodontais: um estudo comparativo de boca dividida. *J. Clin. Diagn. Res.* 2016;10(9) ZC47-ZC51. [PMC free article] [PubMed] [Google Scholar]

38. Wang J. Biodegradable polymer membranes applied in guided bone/tissue regeneration: a review. *Polymers.* 2016;8(4) [PMC free article] [PubMed] [Google Scholar]

39. He Y. Indução osteogénica de células mesenquimais da medula óssea em membrana nanofibrosa de policaprolactona/quitosano electrospun. *Dent. Mater. J.* 2017;36(3):325-332. [PubMed] [Google Scholar]

40. Masoudi Rad M. Fabrico e caraterização de membrana nanofibrosa de duas camadas para aplicação guiada de regeneração de ossos e tecidos. *Mater Sci Eng C Mater Biol Appl.* 2017;80:75-87. [PubMed] [Google Scholar]

41. Caballe-Serrano J. Adsorption and release kinetics of growth factors on barrier membranes for guided tissue/bone regeneration: a systematic review. *Arch. Oral Biol.* 2019;100:57-68. [PubMed] [Google Scholar]

42. Lee B.S. A functional chitosan membrane with grafted epigallocatechin-3-gallate and lovastatin enhances periodontal tissue regeneration in dogs. *Carbohydr. Polym.* 2016;151:790-802. [PubMed] [Google Scholar]

43. Araujo M.G., Berglundh T., Lindhe J. Tratamento GTR de defeitos de furca grau III com 2 barreiras reabsorvíveis diferentes. Um estudo experimental em cães. *J. Clin. Periodontol.* 1998;25(3):253-259. [PubMed] [Google Scholar]

44. Gentile P. Polymeric membranes for guided bone regeneration. *Biotechnol. J.* 2011;6(10):1187-1197. [PubMed] [Google Scholar]

45. Kawase T. Human periosteum-derived cells combined with superporous hydroxyapatite blocks used as an osteogenic bone substitute for periodontal regenerative therapy: an animal implantation study using

nude mice. *J. Periodontol.* 2010;81(3):420-427. [PubMed] [Google Scholar]

46. Mao L. Effect of micro-nano-hybrid structured hydroxyapatite bioceramics on osteogenic and cementogenic differentiation of human periodontal ligament stem cell via Wnt signaling pathway. *Int. J. Nanomed.* 2015;10:7031-7044. [PMC free article] [PubMed] [Google Scholar]

47. Lee J.S. Reação do tecido periodontal ao scaffold de bloco de nano-hidroxiapatite personalizado num defeito intraósseo de uma parede: um estudo histológico em cães. *J Periodontal Implant Sci.* 2012;42(2):50-58. [PMC free article] [PubMed] [Google Scholar]

48. Zhou H., Lee J. Nanoscale hydroxyapatite particles for bone tissue engineering. *Ata Biomater.* 2011;7(7):2769-2781. [PubMed] [Google Scholar]

49. Matsuura T. Effect of a tunnel-structured beta-tricalcium phosphate graft material on periodontal regeneration: a pilot study in a canine one-wall intrabony defect model. *J. Periodontal. Res.* 2015;50(3):347-355. [PubMed] [Google Scholar]

50. Maroo S., Murthy K.R. Treatment of periodontal intrabony defects using beta-TCP alone or in combination with rhPDGF-BB: a randomized controlled clinical and radiographic study. *Int. J. Periodontics Restor. Dent.* 2014;34(6):841-847. [PubMed] [Google Scholar]

51. Matsuse K. Regeneração periodontal induzida por fosfato alfa tricálcico poroso com fator de crescimento de fibroblastos básicos imobilizado num modelo canino de defeitos periodontais de 2 paredes. *Med. Mol. Morphol.* 2018;51(1):48-56. [PubMed] [Google Scholar]

52. Lee J.S. Maturação dos tecidos periodontais após a implantação de rhGDF-5/beta-TCP em defeitos intra-ósseos de uma parede em cães: observações histológicas de 24 semanas. *J. Clin. Periodontol.* 2012;39(5):466-474. [PubMed] [Google Scholar]

53. Iwasaki K. The influence of beta-tricalcium phosphate blocks containing extracellular matrix on osteogenic differentiation of rat bone marrow stromal cells. *J. Periodontol.* 2013;84(10):1484–1492. [PubMed] [Google Scholar]

54. Santos P.S. Cerâmica de fosfato de cálcio bifásica porosa osteoindutora como alternativa ao enxerto ósseo autógeno no tratamento de defeitos de tamanho crítico do osso mandibular. *J. Biomed. Mater. Res. B Appl. Biomater.* 2018;106(4):1546–1557. [PubMed] [Google Scholar]

55. Miron R.J. Osteoinductive potential of 4 commonly employed bone grafts. *Clin. Oral Invest.* 2016;20(8):2259–2265. [PubMed] [Google Scholar]

56. Bansal R. Clinical evaluation of hydroxyapatite and beta-tricalcium phosphate composite graft in the treatment of intrabony periodontal defect: a clinico-radiographic study. *J. Indian Soc. Periodontol.* 2014;18(5):610-617. [PMC free article] [PubMed] [Google Scholar]

57. Carvalho S.M. Caracterização e indução da proliferação de células de cementoblastos por nanopartículas de vidro bioativo. *J Tissue Eng Regen Med.* 2012;6(10):813-821. [PubMed] [Google Scholar]

58. Han P. The cementogenic differentiation of periodontal ligament cells via the activation of Wnt/beta-catenin signalling pathway by Li+ ions released from bioactive scaffolds. *Biomaterials.* 2012;33(27):6370–6379. [PubMed] [Google Scholar]

59. Wu C. Scaffolds de vidro bioativo mesoporoso contendo estrôncio com melhor diferenciação osteogénica/cementogénica de células do ligamento periodontal para engenharia de tecidos periodontais. *Ata Biomater.* 2012;8(10):3805–3815. [PubMed] [Google Scholar]

60. Chacko N.L. A clinical and radiographic evaluation of periodontal regenerative potential of PerioGlas(R): a synthetic, resorbable material in treating periodontal infrabony defects. *J. Int. Oral Health.* 2014;6(3):20-26. [PMC free article] [PubMed] [Google Scholar]

61. Dutra C.E. Avaliação in vivo de espumas de vidro bioativas associadas ao plasma rico em plaquetas em defeitos ósseos. *J Tissue Eng Regen Med.* 2008;2(4):221-227. [PubMed] [Google Scholar]

62. Hoppe A., Guldal N.S., Boccaccini A.R. A review of the biological response to ionic dissolution products from bioactive glasses and glass-ceramics. *Biomaterials.* 2011;32(11):2757–2774. [PubMed] [Google Scholar]

63. Rahaman M.N. Vidro bioativo na engenharia de tecidos. *Ata Biomater.* 2011;7(6):2355-2373. [PMC free article] [PubMed] [Google Scholar]

64. Momose T. Scaffold de hidrogel de colagénio e fator de crescimento de fibroblastos-2 aceleram a cicatrização periodontal de defeitos de furca de classe II em cães. *Open Dent. J.* 2016;10:347-359. [PMC free article] [PubMed] [Google Scholar]

65. Yang C. A aplicação de colagénio humano recombinante na engenharia de tecidos. *BioDrugs.* 2004;18(2):103-119. [PubMed] [Google Scholar]

66. Berahim Z. Biologic interaction of three-dimensional periodontal fibroblast spheroids with collagen-based and synthetic membranes. *J. Periodontol.* 2011;82(5):790-797. [PubMed] [Google Scholar]

67. Chen X. Fabrication of gelatin methacrylate/nanohydroxyapatite microgel arrays for periodontal tissue regeneration (Fabrico de matrizes de microgel de gelatina metacrilato/nanohidroxiapatite para regeneração de tecidos periodontais). *Int. J. Nanomed.* 2016;11:4707-4718. [PMC free article] [PubMed] [Google Scholar]

68. Nakamura S., Kubo T., Ijima H. Heparin-conjugated gelatin as a growth fator immobilization scaffold. *J. Biosci. Bioeng.* 2013;115(5):562-567. [PubMed] [Google Scholar]

69. Li Z. Injectable gelatin derivative hydrogels with sustained vascular endothelial growth fator release for induced angiogenesis. *Ata Biomater.* 2015;13:88-100. [PMC free article] [PubMed] [Google Scholar]

70. Echave M.C. Gelatin as biomaterial for tissue engineering. *Curr. Pharmaceut. Des.* 2017;23(24):3567–3584. [PubMed] [Google Scholar]

71. Varoni E.M. Chitosan-based trilayer scaffold for multitissue periodontal regeneration. *J. Dent. Res.* 2018;97(3):303-311. [PubMed] [Google Scholar]

72. Ignatova M., Manolova N., Rashkov I. Electrospun antibacterial chitosan-based fibers. *Macromol. Biosci.* 2013;13(7):860-872. [PubMed] [Google Scholar]

73. Li H. Cicatrização acelerada de defeitos ósseos com base em andaimes de hidrogel termossensível de quitosano incorporados com nanopartículas de quitosano para a entrega de ADN plasmídeo BMP2. *J. Biomed. Mater. Res.* 2017;105(1):265-273. [PubMed] [Google Scholar]

74. Zang S. Uma comparação das propriedades físico-químicas do hidrogel de quitosano esterilizado e a sua aplicabilidade num modelo canino de regeneração periodontal. *Carbohydr. Polym.* 2014;113:240-248. [PubMed] [Google Scholar]

75. Park C.H. Tissue engineering bone-ligament complexes using fiber-guiding scaffolds. *Biomaterials.* 2012;33(1):137-145. [PMC free article] [PubMed] [Google Scholar]

76. Shang S. The effect of electrospun fibre alignment on the behaviour of rat periodontal ligament cells (O efeito do alinhamento das fibras electrospun no comportamento das células do ligamento periodontal do rato). *Eur. Cell. Mater.* 2010;19:180-192. [PubMed] [Google Scholar]

77. Gentile P. An overview of poly(lactic-co-glycolic) acid (PLGA)-based biomaterials for bone tissue engineering. *Int. J. Mol. Sci.* 2014;15(3):3640-3659. [PMC free article] [PubMed] [Google Scholar]

78. Campos D.M. Surface entrapment of fibronectin on electrospun PLGA scaffolds for periodontal tissue engineering. *Biores Open Access.* 2014;3(3):117-126. [PMC free article] [PubMed] [Google Scholar]

79. Pilipchuk S.P. Integration of 3D printed and micropatterned polycaprolactone scaffolds for guidance of oriented collagenous tissue formation in vivo. *Adv Healthc Mater.* 2016;5(6):676-687. [PMC free article] [PubMed] [Google Scholar]

80. Batool F. Síntese de uma nova estrutura de policaprolactona electrospun funcionalizada com ibuprofeno para regeneração periodontal: um estudo in vitro e in vivo. *Materiais.* 2018;11(4) [PMC free article] [PubMed] [Google Scholar]

81. Siddiqui N. PCL-based composite scaffold matrices for tissue engineering applications. *Mol. Biotechnol.* 2018;60:506-532. [PubMed] [Google Scholar]

82. Jo S. Enhanced adhesion of preosteoblasts inside 3D PCL scaffolds by polydopamine coating and mineralization. *Macromol. Biosci.* 2013;13(10):1389–1395. [PubMed] [Google Scholar]

83. Carlo Reis E.C. Periodontal regeneration using a bilayered PLGA/calcium phosphate construct. *Biomaterials.* 2011;32(35):9244–9253. [PubMed] [Google Scholar]

84. Liu Z. Periodontal regeneration with stem cells-seeded collagen-hydroxyapatite scaffold. *J. Biomater. Appl.* 2016;31(1):121-131. [PubMed] [Google Scholar]

85. Liao F. A novel bioactive three-dimensional beta-tricalcium phosphate/chitosan scaffold for periodontal tissue engineering. *J. Mater. Sci. Mater. Med.* 2010;21(2):489-496. [PubMed] [Google Scholar]

86. Brown A. Porous magnesium/PLGA composite scaffolds for enhanced bone regeneration following tooth extraction. *Ata Biomater.* 2015;11:543-553. [PubMed] [Google Scholar]

87. Shujaa Addin A. Biodegradable gelatin/beta-tricalcium phosphate sponges incorporating recombinant human fibroblast growth fator-2 for treatment of recession-type defects: a split-mouth study in dogs. *J. Periodontal. Res.* 2017;52(5):863-871. [PubMed] [Google Scholar]

88. Costa P.F. Advanced tissue engineering scaffold design for regeneration of the complex hierarchical periodontal structure. *J. Clin. Periodontol.* 2014;41(3):283-294. [PubMed] [Google Scholar]

89. Park C.H. Biomimetic hybrid scaffolds for engineering human tooth-ligament interfaces. *Biomaterials.* 2010;31(23):5945–5952. [PMC free article] [PubMed] [Google Scholar]

90. Lee C.H. Scaffolds multifásicos impressos tridimensionais para regeneração do complexo periodontal. *Tissue Eng.* 2014;20(7-8):1342-1351. [PMC free article] [PubMed] [Google Scholar]

91. Sowmya S. Tri-layered nanocomposite hydrogel scaffold for the concurrent regeneration of cementum, periodontal ligament, and alveolar bone. *Adv Healthc Mater.* 2017;6(7) [PubMed] [Google Scholar]

92. Liu X. Biomimetic nanofibrous gelatin/apatite composite scaffolds for bone tissue engineering. *Biomaterials.* 2009;30(12):2252–2258. [PMC free article] [PubMed] [Google Scholar]

93. Liu X.H., Jin X.B., Ma P.X. Nanofibrous hollow microspheres self-assembled from star-shaped polymers as injectable cell carriers for knee repair. *Nat. Mater.* 2011;10(5):398-406. [PMC free article] [PubMed] [Google Scholar]

94. Liu X.H., Ma P.X. Polymeric scaffolds for bone tissue engineering. *Ann. Biomed. Eng.* 2004;32(3):477-486. [PubMed] [Google Scholar]

95. Liu X.H., Ma P.X. Phase separation, pore structure, and properties of nanofibrous gelatin scaffolds. *Biomaterials.* 2009;30(25):4094–4103. [PMC free article] [PubMed] [Google Scholar]

96. Liu X.H., Ma P.X. The nanofibrous architecture of poly(L-lactic acid)-based functional copolymers. *Biomaterials.* 2010;31(2):259-269. [PMC free article] [PubMed] [Google Scholar]

97. Liu X.H. Surface engineering of nano-fibrous poly(L-Lactic Acid) scaffolds via self-assembly technique for bone tissue engineering. *J. Biomed. Nanotechnol.* 2005;1(1):54-60. [Google Scholar].

98. Liu X.H., Won Y.J., Ma P.X. Surface modification of interconnected porous scaffolds. *J. Biomed. Mater. Res.* 2005;74A(1):84-91. [PubMed] [Google Scholar]

99. Liu X.H., Won Y.J., Ma P.X. Porogen-induced surface modification of nano-fibrous poly(L-lactic acid) scaffolds for tissue engineering. *Biomaterials.* 2006;27(21):3980–3987. [PubMed] [Google Scholar]

100. Struillou X. Tratamento de defeitos periodontais em cães utilizando um hidrogel compósito injetável/fosfato de cálcio bifásico. *J. Mater. Sci. Mater. Med.* 2011;22(7):1707–1717. [PubMed] [Google Scholar]

101. Iviglia G. Novel bioceramic-reinforced hydrogel for alveolar bone regeneration. *Ata Biomater.* 2016;44:97-109. [PubMed] [Google Scholar]

102. Rasperini G. 3D-printed bioresorbable scaffold for periodontal repair. *J. Dent. Res.* 2015;94(9 Suppl) 153S-7S. [PubMed] [Google Scholar]

103. Elavarasu S., Suthanthiran T.K., Naveen D., Statins A new era in local drug delivery. *J. Pharm. BioAllied Sci.* 2012;4(Suppl 2):S248-S251. [PMC free article] [PubMed] [Google Scholar]

104. Liu S. Effect of simvastatin on the osteogenetic behavior of alveolar osteoblasts and periodontal ligament cells. *Hum. Cell.* 2012;25(2):29-35. [PubMed] [Google Scholar]

105. Zhao B.J., Liu Y.H. Simvastatin induces the osteogenic differentiation of human periodontal ligament stem cells. *Fundam. Clin. Pharmacol.* 2014;28(5):583-592. [PubMed] [Google Scholar]

106. Pradeep A.R., Thorat M.S. Clinical effect of subgingivally delivered simvastatin in the treatment of patients with chronic periodontitis: a randomized clinical trial. *J. Periodontol.* 2010;81(2):214-222. [PubMed] [Google Scholar]

107. S S.M. Comparative evaluation of efficacy of subgingivally delivered 1.2% Atorvastatin and 1.2% Simvastatin in the treatment of intrabony defects in chronic periodontitis: a randomized controlled trial. *J. Dent.*

Res. Dent. Clin. Dent. Prospects. 2017;11(1):18-25. [PMC free article] [PubMed] [Google Scholar]

108. Bertl K. Statins in nonsurgical and surgical periodontal therapy. Uma revisão sistemática e meta-análise de ensaios pré-clínicos in vivo. *J. Periodontal. Res.* 2018;53(3):267-287. [PubMed] [Google Scholar]

109. Wang P. Metformin induces osteoblastic differentiation of human induced pluripotent stem cell-derived mesenchymal stem cells. *J Tissue Eng Regen Med.* 2018;12(2):437-446. [PMC free article] [PubMed] [Google Scholar]

110. Scaffolds e biomateriais impressos em 3D: Revisão das Aplicações de Aumento do Osso Alveolar e Regeneração Periodontal Farah Asa'ad,1 Giorgio Pagni,1 Sophia P. Pilipchuk,2,3 Aldo Bruno Giannì,1 William V. Giannobile,2,3 e Giulio Rasperini1. Hindawi Publishing Corporation International Journal of Dentistry Volume 2016, Artigo ID 1239842 .

111. Scaffolds impressos em 3D à base de hidroxiapatite e fosfatos tricálcicos para a regeneração do osso alveolar em modelos animais: A Scoping Review Nurulhuda Mohd 1 , Masfueh Razali 1,* , Mariyam Jameelah Ghazali 2 e Noor Hayaty Abu Kasim : A Scoping Review. Materials 2022, 15, 2621. https://doi.org/10.3390/ ma150726.

112. Abordagens Regenerativas Emergentes para Reconstrução Periodontal: Practical Applications From the AAP Regeneration Workshop Hector F. Rios* , Jill D. Bashutski* , Bradley S. McAllister†,‡, Shinya Murakami§, Charles M. Cobb‖ , Yong-Hee Patricia Chun¶,#, Zhao Lin** , George A. Mandelaris††,‡‡‡,§§, and David L. Cochran . Clinic Adv Periodontics. 2015 fevereiro ; 5(1): 40-46. doi:10.1902/cap.2015.140052 .

113. Alenxertos na Regeneração Periodontal Punit Naidu. O que é que o homem tem a ver com a sua vida? ISSN: 2639-4553

114. Aplicações de xenoenxertos na regeneração periodontal G Meenu1 , Thomas George V1 , Rakhi Manohar1 , Nebu George Thomas1,* IP International Journal of Periodontology and Implantology 2021;6(4):184-19

115. Aplicação de Atelocolagénio no Tratamento de Tecidos Periodontais Humanos - Um Estudo Piloto Marzena Wyganowska-Swiatkowska 1,*, Anna Duda-Sobczak 2 , Andrea Corbo 3 e Teresa Matthews-Brzozowska. www.mdpi.com/journal

116. Regeneração periodontal S Ivanovski* , Australian Dental Journal 2009; 54:(1 Suppl): S118-S128

117. Agentes biológicos para promover a regeneração periodontal e o aumento ósseo Jill D. Bashutski* e Hom-Lay Wang* ,

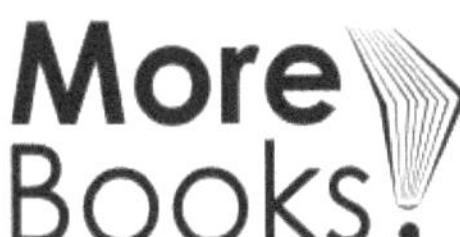

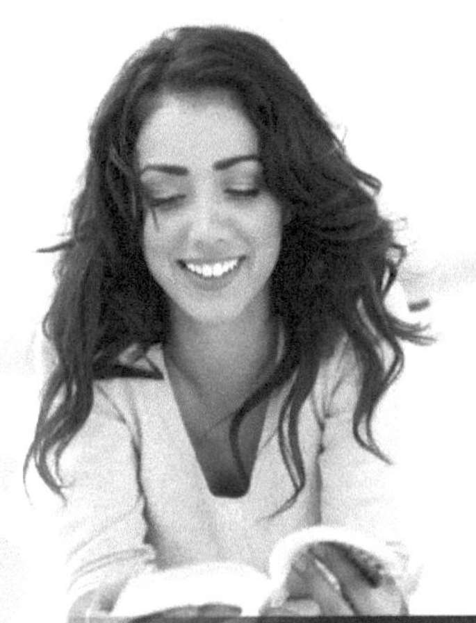

I want morebooks!

Buy your books fast and straightforward online - at one of world's fastest growing online book stores! Environmentally sound due to Print-on-Demand technologies.

Buy your books online at
www.morebooks.shop

Compre os seus livros mais rápido e diretamente na internet, em uma das livrarias on-line com o maior crescimento no mundo! Produção que protege o meio ambiente através das tecnologias de impressão sob demanda.

Compre os seus livros on-line em
www.morebooks.shop

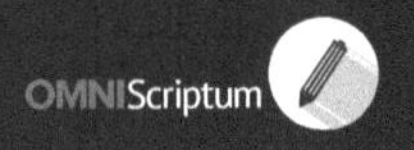

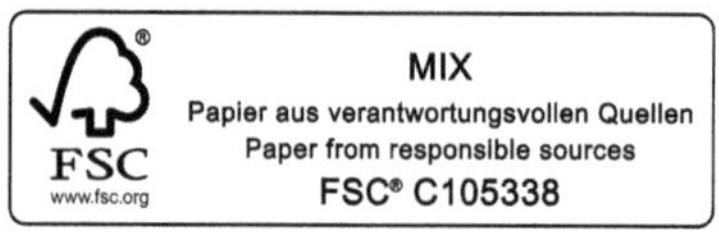

Printed by Books on Demand GmbH, Norderstedt / Germany